U0351771

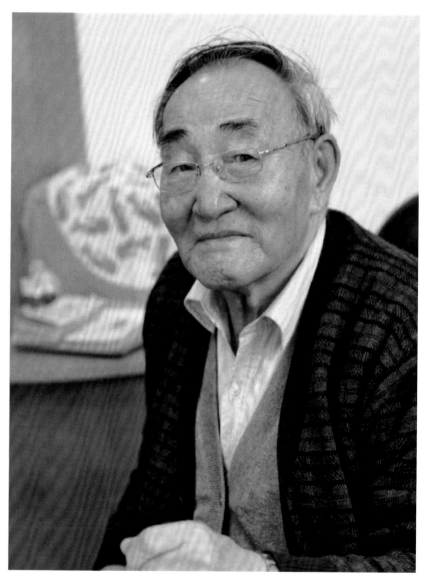

国医大师苏荣扎布

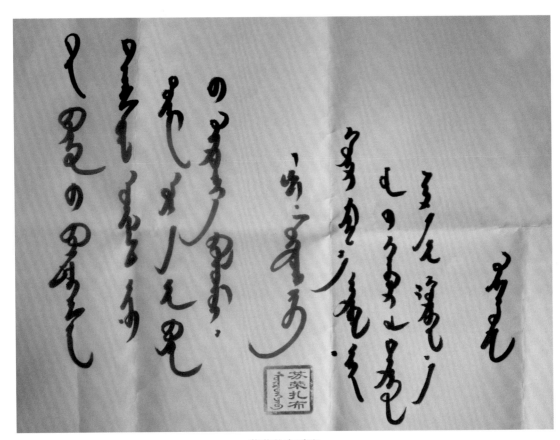

苏荣扎布手迹

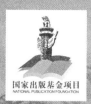

"十二五"国家重点图书出版规划项目

国医大师临床研究

中华中医药学会 组织编写

苏荣扎布学术思想宝库

布仁达来 主编

科学出版社
北京

内 容 简 介

本书是"十二五"国家重点图书出版规划项目《国医大师临床研究》分册之一，获得国家出版基金项目资助。编者系统总结了国医大师苏荣扎布的学术思想，包括蒙医理论、辨证分析、治疗原则及方法、主要论著选等，展现了国医大师临床治疗特色，实用性强。

本书可供广大蒙医药、中医药临床及科研、教学工作者阅读参考，具有较高的参考价值。

图书在版编目（CIP）数据

苏荣扎布学术思想宝泉／布仁达来主编 . ——北京：科学出版社，2015. 12
（国医大师临床研究）

国家出版基金项目·"十二五"国家重点图书出版规划项目

ISBN 978-7-03-046512-2

Ⅰ . ①苏…　Ⅱ . ①布…　Ⅲ . ①蒙医–临床医学–经验　Ⅳ . ①R291. 2

中国版本图书馆 CIP 数据核字（2015）第 285554 号

责任编辑：郭海燕　曹丽英／责任校对：胡小洁
责任印制：赵　博／封面设计：黄华斌　陈　敬

科学出版社 出版

北京东黄城根北街 16 号
邮政编码：100717
http://www.sciencep.com

北京盛源印刷有限公司 印刷
科学出版社发行　各地新华书店经销

*

2016 年 1 月第 一 版　开本：787×1092　1/16
2016 年 1 月第一次印刷　印张：9　插页：1
字数：225 000

定价：**58.00** 元
（如有印装质量问题，我社负责调换）

《国医大师临床研究》丛书编辑委员会

《苏荣扎布学术思想宝泉》
编委会

主　　编　布仁达来
副 主 编　斯　琴　阿古拉　爱　华
编　　委　（按姓氏笔画排序）
　　　　　王月洪　布仁达来　白玉梅　苏日娜
　　　　　阿古拉　呼布钦　周　真　哈申图雅
　　　　　哈斯额尔德尼　洪玉光　娜日苏　索龙高娃
　　　　　桂　芝　爱　华　席迎春　浩布日其其格
　　　　　塔　娜　斯　琴　满达呼　额尼日勒

《国医大师临床研究》丛书序

2009 年 6 月 19 日，人力资源和社会保障部、卫生部和国家中医药管理局在京联合举办了首届"国医大师"表彰暨座谈会。30 位从事中医临床工作（包括民族医药）的老专家获得了"国医大师"荣誉称号。这是新中国成立以来，中国政府部门第一次在全国范围内评选国家级中医大师。国医大师是我国中医药事业发展宝贵的智力资源和知识财富，在中医药的继承创新中发挥着不可替代的重要作用。将他们的学术思想、临床经验、医德医风传承下来，并不断加以发展创新，发扬光大，是继承发展中医药学，培养造就高层次中医药人才，提升中医药软实力与核心竞争力的重要途径。

为了弘扬中华民族文化，广泛传播和充分利用中医药文化资源，满足中医药人才队伍建设的需要；进一步完善中医药传承制度，将国医大师的学术思想、经验、技能更好地发扬光大。科学出版社精心组织策划了"国医大师临床研究"丛书的选题项目，这个选题首先被新闻出版总署批准为"十二五"国家重点图书出版规划项目，后经科学出版社遴选后申报国家出版基金项目，并在 2012 年获得了基金的支持。这是国家重视中医药事业发展的重要体现，同时也为中医药学术传承提供良好契机。国家出版基金是国家重大常设基金，是继国家自然科学基金、国家社会科学基金之后的第三大基金，旨在资助"突出体现国家意志，着力打造传世精品"的重大出版工程，在"弘扬中华文化，建设中华民族共有精神家园"方面与中医药事业有着本质和天然的相通性。国家出版基金设立六年以来，对中医药事业给予了持续的关注和支持。

作为我国成立最早、规模最大的中医药学术团体，中华中医药学会长期以来为弘扬优秀民族医药文化、促进中医药科学技术的繁荣、发展、普及推广发挥了重要作用。本丛书编辑出版工作得到了中华中医药学会大力支持。国家卫生和计划生育委员会副主任、国家中医药管理局局长、中华中医药学会会长王国强亲自出任丛书主编。

作为中国最大的综合性科技出版机构，60 年来科学出版社为中国科技优秀成果的传播发挥了重要作用。科学出版社为本丛书的策划立项、稿件组织、编辑出版倾注了大量心血，为丛书高水平出版起到重要保障作用。

本丛书同时还得到了各位国医大师及国医大师传承工作室和所在单位的大力支持，并得到各位中医药界院士的支持。在此，一并表示感谢！

本丛书从重要论著、临床经验等方面对国医大师临床经验发掘整理，涵盖了中医原创思维与个性诊疗经验两个方面。并专设《国医大师临床研究概览》分册，总括国医大师临床研究成果，从成才之路、治学方法、学术思想、技术经验、科研成果、学术传承等方面疏理国医大师临床经验和传承研究情况。这既是对国医大师临床研究成果的概览，又是研究国医大师临床经验的文献通鉴，具有永久的收藏和使用价值。

文以载道，以道育人。丛书将带您走进"国医大师"的学术殿堂，领略他们深邃的理论造诣，卓越的学术成就，精湛的临床经验；丛书愿带您开启中医药文化传承创新的智慧之门。

《国医大师临床研究》丛书编辑委员会

2013 年 5 月

前　言

在蒙医药学发展历史进程中涌现出很多有识之士，为蒙医药学科的发展进步做出了巨大的贡献。苏荣扎布老师以精湛的学术与高超的医术获得我国首届国医大师荣誉称号。苏荣扎布老师幼年时因患重病而结识了蒙医蒙药，并立志以身相许这门科学，并将其发扬光大。经历几十年的风雨砥砺终于成就了他的意愿，成为蒙古族著名教育家和蒙医学家。

苏荣扎布老师，原内蒙古蒙医学院院长，终身教授，主任医师，自治区杰出人才，国家首届国医大师，自治区终身成就奖获得者。从事蒙医临床医疗70余载，蒙医药学高等教育50余载，积累了丰富的医学教育、医疗和科学研究经验，特别是在心、脑血管系统疾病，消化系统疾病和妇科系统疾病的研究和诊治方面取得了独特的成就。先后研究撰写出版了《蒙医医疗手册》、《蒙医临床学》等著作，主编了《蒙医内科学》、《蒙医治疗原则和治疗方法》等教材和《蒙古学百科全书·医学卷》等著作，总结了自己的丰富实践经验和学术思想，对蒙医进行了新的探索，为弘扬民族医学做出来贡献。其中《蒙医内科学》获得自治区科学技术成果奖二等奖和国家优秀教学成果奖。《蒙古学百科全书·医学》，获全国图书奖提名奖和一等奖。论著"现代蒙医理论体系的基本特点"获国际蒙医药学术会议"伊希巴拉丹珠尔"金奖等。

本书着重介绍了苏荣扎布教授对蒙医药学基本理论的论述和学术思想以及专病专治特色。苏荣扎布教授主编了《蒙医医疗手册》、《蒙医内科学》、《中国医科百科全书·蒙医学分册》、《蒙医学选编》、《蒙古学百科全书·医学》、《蒙医临床学》等多部著作和"蒙医学概说"、"论蒙医整体理论"、"论现代蒙医理论体系的基本特点"等学术论著，充分体现了他对蒙医药学产生的渊源及其发展和蒙医学整体观理论、治疗病之内因为原则理论、治病要注意"赫依"为原则的观点等的学术思想。研发新药心脏-Ⅰ号、新-Ⅱ号、吉如很西木吉勒、九味乌日塔拉散、七味檀香汤等蒙药方剂具有创新性的学术研究内涵。

苏荣扎布教授学识渊博，本书所总结内容，均来源于苏荣扎布教授学术著作和论著。苏荣扎布教授学术思想的总结问世，必将对蒙医药研究和发展增添新的光彩。我们希望本书对研究蒙医临床和研究蒙医学的有识之士有所裨益。限于我们的学识水平，对苏荣扎布教授的学术理论和学术思想的整理及研究存在不够全面和深入，希望得到同仁和广大读者指正。

布仁达来

2014 年 12 月 20 日

目　　录

第一章　国医大师苏荣扎布传略

策·苏荣扎布（1929 年 12 月~2014 年 8 月），男，内蒙古镶黄旗人。蒙医学教授、主任医师、名老蒙医、国医大师、中共党员。曾任内蒙古蒙医学院院长、中国中医药学会内科分会委员、内蒙古自治区蒙医学会副理事长等职务。第五届、第六届、第七届内蒙古自治区人大代表、第七届全国人大代表。苏荣扎布教授于 1943 年开始学习蒙医药学起，为蒙医药教育事业、科学研究、临床医疗工作呕心沥血 70 余载，做出了突出贡献。是蒙医药高等教育奠基人之一。

公元 1929 年 12 月 5 日苏荣扎布出生于商都阿都沁苏鲁克旗牧马人家里，父亲策格米德，母亲阿拉旦格日乐。幼年时期他和家人过着安宁富裕的生活。当时商都阿都沁苏鲁克旗是清朝廷礼部的种马场，他父亲是一位管理马群的马倌，责任重大。1935 年 6 月朝廷派人来清点马群，该浩特的马群少了 50 匹马，结果父亲策格米德被重罚，成为倾家荡产的马倌。祸不单行，父亲由于种种原因患重病，一病不起，身体一天比一天衰弱，于 1936 年 5 月 31 去世。父亲去世，家庭失去了顶梁柱，过着艰难的生活。1943 年春季母亲为照顾患病的侄儿翁盖宝日而患传染病，并于当年 4 月 16 日离开了人世。同时苏荣扎布也被传染病魔，被隔离在名为宏海山的无人烟的山脚下搭起的简易窝棚里，由叫贡布老人的远方亲戚护理，近 3 个月的时间苏荣扎布逐渐康复，然而护理他的贡布老人被染上了疾病，医治无效便离开了人世。

1943 年 12 月 20 日由其姨父将苏荣扎布送到位于宝音德力格尔山下的宝日策吉寺拜拉木扎布和巴布（贡其格拉西）两位高僧为师，学习文化和蒙医学。1948 年春旗政府在该旗哈音哈日瓦寺成立了一所联合医院，苏荣扎布和两位老师都参加了该医院的建设活动和医疗工作。1949 年苏荣扎布在宝日策吉寺读经学医和跟随师父临床实践已经 6 年，可以单独行医了。就在同年 6 月 8 日（农历五月十二日）师父巴布将苏荣扎布叫到身边说："你来这里学习医学经典和跟随我诊治患者已经 6 年了，从今天开始你要靠自己独当一面行医了。今天是慈悲星的日子，我将把药袋交给你，正式把你送上行医之路。"1950 年春，苏荣扎布参加了察哈尔盟鼠疫防疫队和内蒙古鼠疫防疫队在该盟正镶白旗举办的培训班，是他开阔视野，拓展思想的一次难得的机遇。在这次培训学习过程中苏荣扎布以出类拔萃的表现引起了当时内蒙古卫生部副部长胡日琴毕力格的注意。1953 年 9 月 17 日与爱人阿拉坦其其格结婚成家。

1956 年苏荣扎布被调到旗医院工作，1957 年 4 月末苏荣扎布接到察哈尔盟卫生处派他到呼和浩特市参加内蒙古卫生部举办的"内蒙古蒙医进修学校进修班学习"的通知。4 月 29 日苏荣扎布来到呼和浩特市内蒙古卫生部报到，5 月 1 日在学校所在地，位于呼和浩特市西北郊的乌素图召举行了开学典礼。进修班共 38 人，学期为一年，在学期间苏荣扎布参加了"蒙医学研究小组"共同翻译、整理、出版蒙医古籍著作等工作。一年后苏荣扎布以优异的成绩结业，并由内蒙古卫生部选拔到内蒙古医学院任蒙医学专业专任教师。

1958 年在内蒙古医学院成立蒙医学专业开始，苏荣扎布老师担任蒙医班班主任，同时主要承担讲授蒙医专业本科班、专科班的"蒙医诊断学"、"蒙医治则治法"、"蒙医温病学"、"藏语"课程，所用教材是苏荣扎布老师带领大家编写的校内自编油印版教材。1959 年 9 月由包孟武、郭永和两人介绍加入了中国共产党，并指定为蒙医教研室主任。1964 年蒙医学专业设立了蒙医基础教研室、蒙医临床教研室两个科室，苏荣扎布老师担任蒙医临床教研室主任，讲授"蒙医内科学"课程，并着手编写"蒙医内科学"教材。1969 年下半年起由苏荣扎布牵头组织蒙医专业教师开始编写适合当时基层医疗人员的蒙古文《医疗手册》，于 1973 年 10 月出版发行。1972 年第二次按基础学科设立了蒙医基础教研室、蒙药方剂教研室、蒙医临床教研室三个科室。蒙医临床教研室主任仍由苏荣扎布老师担任，负责组织领导教学工作。1964~1972 年苏荣扎布老师对上述自编油印版校内教材曾进行前后三次修改校订，并油印用于教学。1974 年开始撰写"蒙医内科学"经过苏荣扎布老师与锡林郭勒蒙医研究所著名老蒙医劳瑞老师共同修改定稿等几年的艰辛劳作，于 1976 年正式出版发行，应用于蒙医学高等学府教学，成为蒙医学高等教学的第一部教材，为蒙医学高等教育教学的规范化、系统化、体系化建设起到了指导作用。

1985 年国家教委组织成立了高等院校蒙医学统编教材编审委员会，苏荣扎布老师被聘任为该编审委员会总编，组织编写了全国高等院校蒙医药专业用第一版 25 部教材，为蒙医学高等教育的发展奉献了智慧与力量，为蒙医学科的发展作出了载入史册的功绩。这项工作为蒙医药高等教育事业填补了一项空白，是蒙医药历史上的一大创举，对蒙医诊疗标准的统一，临床的规范化，人才培养的正规化起到了划时代的作用。其中《蒙医内科学》、《蒙医治疗原则与治疗方法》两部教材由苏荣扎布老师主编完成，《蒙医内科学》1981 年获得自治区科技成果二等奖，1988 年获全区普通高校优秀蒙文教材一等奖，1989 年获国家级优秀教学成果奖。

苏荣扎布老师在多年的医疗实践中积累了丰富的临床经验，并具有良好的医德医风和全心全意为患者服务的精神。在临床工作中他坚持理论与实践、实践与教学相结合的理念，总结和研制出了十一味白檀香散、七味广枣散、冠心 II 号、养心丸、秘诀丸等治疗心血管疾病具有独特疗效的验方，取得了可喜的成果，赢得了广大患者的信赖和尊敬。在长期的临床工作中，他认真总结经验，充实理论，于 1999 年撰写出版了《蒙医临床学》专著，这部著作是他一生行医的经验结晶，对蒙医药教学、科研、医疗工作起到了很好的指导作用。在科学研究方面，多次参加国家和自治区的相关学术会议，先后在国内外杂志上发表了具有重要学术价值的论著，受到同行们的极高赞誉。他主持完成了内蒙古科委临床研究课题三项。主编出版国家"十五"攻关项目《蒙古学百科全书·医学》，并于 2004 年获全国图书奖提名奖和一等奖。论著"现代蒙医理论体系的基本特点"获 2001 年国际蒙医药学术会议"伊希巴拉丹珠尔"金奖。除此之外，他还参加编写出版了《中华医科百科全书·蒙医学分册》、《蒙医名医集成》、《蒙医学选集》、《蒙医临床学》等著作。

苏荣扎布教授于 1984 年调任内蒙古民族医学院党委委员、副院长，分管教学、科研工作。1988 年学校更为内蒙古蒙医学院，苏荣扎布教授任院长，负责全面工作。1988 年，由苏荣扎布教授牵头和于顺石等人筹集资金在蒙医学院院中心立了用大理石雕刻的杰出的蒙古族学家和医学家伊希巴拉珠尔塑像和在蒙医学院设立了"伊希巴拉珠尔科学研究奖励基金"，并以个人名义向基金捐献人民币 5000 元。1996 年 6 月，苏荣扎布教授退休，回内蒙古医学院休养。

苏荣扎布教授于 1979 年 12 月当选内蒙古自治区第五届人民代表大会代表，1983 年 4 月当选内蒙古自治区第六届人民代表大会代表，1988 年 4 月当选内蒙古自治区第七届人民代表大会代表。同时当选中华人民共和国第七届人民代表大会代表，赴北京于 4 月 8 日参加了大会。

苏荣扎布老师非常热心于公益事业。1996 年退休后在呼和浩特市牧民招待所院内开办了"苏荣扎布蒙医诊所"继续为广大民众服务。同年，在家乡宏海山为纪念两位恩师为他们立了功德碑和植树造林达 35 余亩（1 亩 = 666.67m²）。1998 年，他个人出资近 7 万元在家乡锡林郭勒盟镶黄旗设立了"宏海苏荣扎布教育奖励基金"，先后奖励优秀教师 15 名，优秀学生 84 名，资助贫困学生 15 名，贫困家庭 4 家。2007 年 7 月 15 日，在家乡镶黄旗哈音哈日瓦寺西侧修建了"苏荣扎布敬德文化历史博物馆"为家乡文化建设做出了贡献。2008 年，他又捐献自己获得内蒙古自治区"在文化科技事业上做出杰出贡献人才奖"的 20 万元奖金，全部捐出，在内蒙古医学院设立了

"宏海苏荣扎布蒙医药科研奖励基金"，用以奖励在蒙医药领域做出突出贡献的优秀人才。

苏荣扎布老师前后获得诸多荣誉称号有：

国家级：少数民族地区多年从事科技工作者奖；"蒙医药专业建设与发展奖"；获国家优秀教学成果奖；为发展我国医药卫生工作中做出突出贡献奖；全国继承中医药专家学术经验指导工作中做出贡献奖；1991年开始享受政府特殊津贴；中医药继承工作特别贡献者奖；2009年获"国医大师"荣誉称号。

自治区级：在乌素图水库建设工作劳动模范奖；全区科学技术先进工作者；《蒙医内科学》获内蒙古科技成果二等奖；学习使用蒙语文一等奖；自治区优秀教育工作者奖；在《中华医学百科全书·蒙医学》编写工作中取得突出成绩奖；教育、教学、研究以及培养人才方面成绩卓越特殊贡献奖；《蒙医内科学》获优秀蒙文教材一等奖；全区科学技术工作中做出突出贡献的先进工作者奖；"蒙医专业建设与发展"获优秀教学成果一等奖；自治区民族教育先进工作者奖；编写的高等教材《蒙医内科学》和《蒙医治疗原则与治疗方法》获成绩突出奖；"现代蒙医学基本特点再探"全区蒙医药学术会议优秀论文奖；"蒙医学起源发展及其特点研究"获国际蒙医药学术会议学术论文"伊希巴拉珠尔金奖"；内蒙古首届"十佳杰出人才"奖；全区老干部先进个人荣誉奖；内蒙古自治区"名蒙医"荣誉称号；内蒙古自治区终身成就奖。

学校级：乌素图蒙医进修班研究小组工作中取得突出成绩奖；科研工作中获得优秀成绩奖；《名老蒙医经验选编》获哲里木盟科学技术进步一等奖；优秀共产党员奖等。

第二章　对蒙医基本理论的观点

第一节　人体的生理功能

人体的生理功能是指基于三根、七素结合功能的生命活动。就是说人体是大自然的缩影形态，依赖于大自然，由三根七素相互依存的协同关系而构成，通过对立统一功能完成人的整体生理活动，在这个功能的相对平衡的运行基础上确保人体活动的规律。这就是现代蒙医所遵循的人与自然相统一的整体理论，蒙医整体观是解释人体的重要根据，是矛盾与统一的整体观点之精髓。

一、人体两种秉性

人体是由三根和七素结合形成生命运动的整体。人体秉性有两种，即三根和七素。两种秉性在人体内部生理活动中，以阴阳、五源性质而互相矛盾的同时相互依赖、相互促进的整体来确保生命内部活动的延续。并且时刻充实着人体整体形成的36种元素，是人体形成、生存发展及终结的根本。此36种元素分别如下：骨骼、软骨，大脑，脊髓与白脉（神经），肌肉与肌腱，血，热能，颜色、皮肤，孔窍，呼吸、湿润、体液，五脏（肝脏、心脏、肺脏、脾脏、肾脏），六腑（胆囊、胃、小肠、大肠、膀胱、三舍、子宫），五官（体身、眼睛、鼻、耳朵、舌），思维五感（触感、视感、齅感、听感、味感），知觉五位（像、声、触、嗅、味），也称为欲望五效。概括：血管、大脑脊髓、白脉、孔窍、五官、骨骼、肌肉、腺体、脏腑、感知等10种。

二、人体三根

人体的三根称为赫依、希拉、巴达干，是由五源土、水、火、气、空等五种元素汇合构成，系机体古来有之人体生存的根源。它不断吸收五源精华而得以滋生、补充自身损耗，保持体内相对平衡维持机体生理活动，成为生命之根源。如果三者发生变化可以损伤身心引起疾病，影响七素成为疾病的本质。下面对三根起源，分类，秉性与分布区域、循环行径、功能等方面予以介绍。

（一）三根的起源

三根起源于胚胎。即父母精液和精血贮藏着五源精华，三根依赖五源精华而滋生。其中赫依依赖于气源精华，希拉依赖于火源精华，巴达干依赖于水土源精华而得以滋生。在胚胎发育过程中，三根可依赖胚胎初步形成三支基本脉络，即中央脉、阳性脉和阴性脉。三根依赖此三基脉而得以滋生、发育、成熟。中央脉由胚胎脐部分支伸向身体中线部，归气源，属阴阳双重脉，赫依依赖中央脉，位于身体下部。阳性脉由胚胎脐部分支伸向身体右侧部，归火源，属阳脉，希拉依赖阳性脉，位于身体中部。阴性脉由胚胎脐部分支伸向身体左侧部，归水源，属阴脉，巴达干依赖阴性脉，位于身体上部。三根在胚胎期间吸收母体饮食五源精华而不断得到滋生，完善其二十种秉性功能。

（二）三根分类

赫依分为司命赫依、上行赫依、普行赫依、调火赫依、下清赫依等五种。希拉分为消化希拉、变色希拉、能成希拉、能视希拉、明色希拉等五种。巴达干分为主靠巴达干、腐熟巴达干、司味巴达干、能足巴达干、能合巴达干等五种。

（三）三根的秉性成分

秉性是指本身具有的特性及机能。三根的秉性共有 20 种。赫依具有轻、糙、动、凉、微、坚六种秉性。希拉具有锐、热、腻、轻、臭、泻、湿七种秉性。巴达干具有腻、寒、重、钝、软、固、黏七种特性。其中赫依的轻、糙、动，希拉的锐、热、腻，巴达干的腻、寒、重等是重要秉性。

三根在人体整体内部活动中，发挥人体第一秉性作用，并从阴阳学说来讲属于阳。但每个三根其内部阳中有阴，阴中有阳。例如，三根来源于父母的精卵，其精液属于阳，精血（卵子）属于阴。希拉属于阳，而巴达干属于阴，赫依为平性或具有两面性，而且在适当条件下对希拉和巴达干具有催化作用。

（四）三根秉性成分表现

（1）人体正常情况下所有行为都具有自身本质特性的表现。如每个人都有不同的才华、性格、行为。

（2）三根在人体中时刻发生着蓄积、发作、平息等变化。时刻接受着自身的生理活动影响以及饮食、起居、时节及其他因素的影响。如果这些因素的性质与赫依、希拉、巴达干三者的任何一个的秉性相吻合则引起增盛，反之则引起衰减。相克的因素共同作用于三根则会引起相搏和紊乱。

（3）赫依、希拉、巴达干出现过于增盛、衰减、搏乱时会出现相应的症状，其有利于诊断和辨证。

（五）三根分布区域、循径及功能

三根在全身普遍分布与循环，但有其主要分布区域、循径及功能，可分为总的和各自两方面。

1. 三根总的依存部位及循径

巴达干主要依存心脏以上部位，循环区域为精华、骨髓、肌肉、精液、脂肪、二便和鼻、舌、肺、脾、肾、胃、膀胱等。希拉主要依存脐与心脏之间，循环区域为血液、汗液、眼睛、肝脏、大肠、胆囊等。赫依主要依存脐以下部位，循环区域为骨骼、皮肤、耳、心脏、主脉、大肠等。

赫依、希拉、巴达干三者均有其运动功能，但三者的全部运行主要靠赫依的动力功能。

三根主要功能：赫依是人体内外呼吸运动、血液循环、新陈代谢和心理活动与肢体活动等一切生命运动的内在动力。赫依主司心灵开窍、五官清晰、促发欲望。具有诱导或调解希拉与巴达干的功能活动之作用。

希拉是不断产生胃火与全身热能，机体消化吸收的主要力量。具有产生热量和调节体温、饿、渴、开胃进食，使人容光焕发，神色充沛，思维敏捷，意志坚强等功能。

巴达干具有令人体廓强壮，富有耐力，宽宏大量，产生睡意，牢固记忆，关节活动灵活，皮肤细腻润滑并洁白等作用。

2. 三根各自依存位、循径及功能

（1）赫依：司命赫依居头顶部，循行于咽喉和胸部，主司呼吸、吞咽、排除唾液、打喷嚏、并使人记忆增生，感官明锐等功能。司命赫依是所有赫依的根基，对全身内外窍的运行及所有神经感能的运行及心理活动具有总的调节作用。

上行赫依居人体胸部，循行于喉、舌、鼻三处。主司发音，并能使人精力充沛、感觉灵敏，面色红润、光泽。

普行赫依居心脏，循行于全身。主司人体各种肌腱活动、九窍开辟，并促进血液循环，输送精华于全身各个部位。

调火赫依居胃，循行于人体消化系统管腔内。主司消化食物、分解精华与糟粕，促使营养物质被人体吸收利用。

下清赫依居肛门部位，循行于大肠、直肠等消化道末端、生殖器及膀胱、尿道、大腿内侧。主司精液、月经、二便等排泄与控制。

（2）希拉：消化希拉居食物将要消化与尚未消化之中间部位，即胃与肠的连接之处。其作用为消化食物，促使体内各营养物质的分解并产生热能，以便其他希拉的作用得以更好地发挥。

变色希拉居肝脏，其作用是促使食物之精华转变颜色，成为血液，胆汁、肉、骨和二便等物的各种正常颜色。

能成希拉居心脏，主司意识活动的某些方面，能使人心胸正直，富有胆识和自豪感，并增强人的智慧，产生欲望。

能视希拉居眼睛，主司人的视觉，使人能够辨别外界各种物质的颜色，形状、位置等。

明色希拉居皮肤，使得皮肤红润并富有光泽。

（3）巴达干：腐熟巴达干居胃，其作用为磨碎食物，使其糜化，以便消化。

主靠巴达干居胸腔，是其他四个巴达干的依靠和基础。它具有调节体液的功能。

司味巴达干居舌，主司味觉。

能足巴达干居头部，可以充沛人体感觉器官的机能，并促使人对事物产生满足感。

能合巴达干居人体各关节腔内，使得人体关节牢固，伸屈自如。

三、人 体 七 素

七素，即构成和滋养人体形态结构及生命活动的七种精华。

从生理基本构成角度称其为人体七要素，从赫依、希拉、巴大干失衡发病角度称其为被害者。下面从七素的起源、类别及其作用做简要介绍。

（一）七素的起源

如上述在胚胎形成内容中提到的父母精液和精血是七素的起源。七素是滋养人体整体及内部活动的基础性两种秉性的第二种。阴阳学属于阴，在三根活动中始终成为物质基础。但是每个要素均包含着阴中有阳，阳中有阴。例如精液属于阳，精血属于阴。精髓、血、骨等均属于阳性，肉、脂肪、骨髓均属于阴性。

（二）七素的分类

根据人体从外界摄取营养物质经过一番代谢化解的不同程度分为食物之精微、血、肉、脂、骨、骨髓、精液（精血），也包括滋养这些物质的元素及各自的清质（指精华之精）。食物的糟粕即秽物是食物被消化过程中排泄出的废物。食物之精华与糟粕不断地被分解成精华与糟粕，其精华滋养活力素，而秽物则被排出体外。

糟粕与秽的区别：胃内初次产生的糟粕为胃膜黏液；血液之糟粕为胆汁及小便颜色和腐殖质；肌肉之糟粕为唾液，鼻涕；脂肪之糟粕为滋补内脏的油腻物；骨之糟粕为牙齿，指甲，毛发；骨髓之糟粕为滋养皮肤的油脂；精液（精血）之糟粕为生殖器之分泌物等等；而最终产生的糟粕为二便及汗水，称之为三秽。

（三）七素的作用

七素的作用是人体生理功能之生命运动的物质基础。六味食物初次于胃内代谢所产生的食物精微是后几种物质产生的根源。因此它直接影响着后续的代谢过程。此精微滋生血液。

血液能滋润机体，通过血液循环滋补肌肉、脂等其他精华的产生，是生命活动所必要的物质基础。希拉主要依靠血液循环将热能传播于全身，因此七素之一的血液其好与否直接影响着消化希拉的作用。血液能滋润身体各部分，使其滋润光滑。蒙医古籍关于血液有如下记载"生物的生理活动主要依靠于血液"，因此血液循环越好机体生理活动便越好。血液精华则滋生肌肉。

七素之肌肉主要滋补身体的内、外、间质肌肉、筋络、软组织等。巴达干主要循环于肌肉，因此巴达干的增减直接影响着肌肉的强弱。肌肉覆盖于全身，粘连全身各关节有其重要的作用。甚至在赫依的支配下完成全身组织及四肢各关节的运动。肌肉精华滋生脂肪。

七素之脂肪滋补全身内外各脂肪组织。巴达干循环于脂肪，并能使全身各个脏器及皮肤滋润光滑，富有弹性。脂肪精华滋生骨骼。

七素之骨骼为机体支架，构成躯体，支撑整个身体。骨骼是赫依的主要循环场所，因此骨骼的强弱直接取决于赫依循环。骨骼精华滋生骨髓。

七素之骨髓具有壮身生精的作用。巴达干依靠骨髓循环其中，因此巴达干的平衡与否直接关系到骨髓的强弱。骨髓精华滋生精液、精血。

精液、精血滋补精子与卵子。精液、精血是巴达干的主要循环场所，根据其依存部位与体素属性，其属于赫依和聚合性直接相关。精液、精血具有使人精神焕发、繁衍生息及储存精华的作用。其精华滋生活力素。

七素之最终精华活力素在古籍中被称为"思维之崇"的生命之灵魂。其依存于心脏，遍布于全身，使得人神采奕奕，延年益寿。

四、三根与七素的相对平衡作用

机体三根七素的相对平衡作用由以下五方面叙说，即三根的一般活动的内在关系、七素的内在关系、根素的联合作用的相对平衡、精华与糟粕分解的相互滋补理论、精华与糟粕的分解最终三味的根素滋养互补等。

（一）三根一般活动的内在关系

三根一般活动的内在关系是由相互对立、相互依赖辨证关系来实现的。希拉属火，并具有锐、热为主要特性，因此属于阳，是产生机体热量的根源。巴达干属水土，并具有重、寒为主要特性，因此属于阴，产生机体水分及降低机体热能的根源。因此三根中希拉与巴达干的相互对立特征是不可避免的，而它们的平衡是相对的、有相应条件的。

赫依属气，并具有轻、糙为主要特性，因此其具有两面性，有诱导或调解希拉与巴达干的功能活动之作用。因此赫依、希拉、巴达干的内在活动随着时节的变化而有规律的集聚、活动、平息等变化的基础上使生命活动得以正常延续。此种增盛、衰减的运动变化均以赫依为动力，以希拉和巴达干的相互对立作用为基础来确保生命活动得以正常进行。例如万物不可缺少空气、日光、水一样。

（二）七素的相互滋补关系

七素的相互滋补关系是由前者为后者作为依靠，而后者又从前者吸取营养物质的有序变化关系。食物进入胃内在胃的三种热能的作用下初步分解产生的饮食精微是其余相继产生精华的基础，因而饮食精微的分解过程的好与坏为血液的代谢分解作为依靠以外通常为其余几种要素的产生起到决定性作用。同时影响着肌肉的分解代谢。这个过程时时刻刻都在进行着，无论哪个环节出现异常，其余过程也跟着受影响。古籍记载"前者增盛或衰减，后者也跟着增盛或衰减"，就是指七素的相互滋补关系。

（三）根素协同作用的关系

三根七素协同作用的关系是机体生理活动中通过三根与七素的相互依靠与被依靠作用来完成机体精华糟粕的分解活动的关系。如上所述人体胚胎是依靠由父母"三十六种元素"构成的两种秉性的精华形成的，相互对立的基础上统一的有机整体。因此研究人的形成、存在、发展、衰退、损坏与死亡等生命活动规律的前提是研究三根七素的内在活动的关系。也就是说研究生理作用的前提是研究机体三根七素两种秉性的内在活动的相互依靠与被依靠之关系的规律。从以下两点介绍。

（1）精华糟粕的分解是生命活动的根本。从蒙医理论的角度来讲，精华糟粕分解和滋补的代谢是人体的生理活动所需营养的不断生化和滋补三根七素，时刻补充其耗损的基本活动。因此这种生化与滋补的代谢一旦停止也就意味着生命活动的结束。它由人体三根的特殊作用作为动力，由七素作为物质基础。它们的协同作用有规律的进行是精华糟粕的分解与滋补的相对平衡的代谢过程。而空气、日光和六味饮食等自然界的五源之精华合理应用是精华与七素的最初来源的主要条件。例如，万物的产生与存在不可缺少自然界的土地一样。如果没有此根本条件精华与糟粕的分解也就会停止。而这些条件发生不同程度的变化，精华与糟粕的分解也会发生不同程度的变化，进而三根七素的一般活动的相对平衡也会跟着受影响。

（2）精华与糟粕分解的规律是我们日常食用的饮食进入胃内进行初步消化，继而在肝胆等消化系统和全身七素的代谢，全部在胃的三种热能（三种消化热能）和它的全身分支热能的作用下完成。比如，人们日常食用的饮食在胃内腐熟巴达干的作用下被初步消化成食糜，在消化希拉的作用下得到进一步消化，最后在调火赫依的作用下精华与糟粕不断地分离后分别输入各自的代谢部位。精华与糟粕的分解过程中产生的秽物虽然都经历着初步、中间、最后的顺序来被分解，然而巴达干和希拉的作用都在赫依的推动下从初步大致的分解产生的精华中产生下一个精细的精华……从初步产生的精华中滋补血液，随后变成肌肉等七素相继滋补。分解出的糟粕也在初步大致的分解中产生下一个精细的分解而产生秽。从最初的糟粕补充胃黏液，血液糟粕中产生胆汁，胆汁精华为黄水，糟粕为尿之颜色与尿液腐殖质等有序的排出三秽。由此如精华与糟粕不断地聚合并分解，分解又聚合的形式产生生命活动所需的营养物质来滋补机体三根七素，滋补着最后的精华"思维之崇"。最后的糟粕汗、大便、小便称为三秽，排出体外。这就是全部分解代谢的机理。

（四）精华与糟粕的分解中根素的相互滋生机理

根据蒙医的代谢理论，三根与七素的补充来源于日常饮食中所蕴含着的五源性能和六味的作用以及摄取物的形态、色彩等特殊作用。从以下四点来简述。

一是在精华与糟粕的分解过程中的三根与七素的相互滋补机理。人们日常食用的饮食通过三根和七素的精华与糟粕的分离吸收、排泄过程中，三根七素通过相互协同作用来滋补着各自所需营养的补充。比如无论哪种食物的精华与糟粕的分解过程的最初在胃内腐熟巴达干的作用下消化腐熟，变成泡沫状的属于土和水性质的精华并产生甜味。此精华与甜味符合巴达干的秉性，因而滋补巴达干。继续分解消化，通过消化希拉的热能作用下热能不断地增加，水分不断地减少而成土和火性质的精华并产生酸味。此精华与酸味符合希拉的秉性，因而滋补希拉。由此消化的过程中在调火赫依的作用下精华与糟粕在各自的输送管道内流动时，变为属于水和气性质的精华并产生苦味。此精华与苦味符合赫依的秉性，因而滋补赫依。赫依、希拉、巴达干由此通过七素的精华与糟粕分解过程来补充自己的耗损，所以三根的滋补通过依靠七素的分解过程来完成的，而七素的代谢也必须依靠三根的正常活动才能够完成。机体消化系统全过程从在胃内进行的最初的精华与糟粕的分解开始到最后的精华分解的各过程及精华变成生命的活力素，糟粕变成三秽是通过在胃的三种热能及全身分支热能的作用来完成的。因此精华与糟粕分解的全过程就是相互推动相互滋补的生命活动的过程，也是在三根与七素的相互对立作用的基础上相互依靠与被依靠关系的生理过程。但是七素是三根的物质基础而三根是七素的动力。此乃根素的相互滋生机理。

二是日常饮食中所蕴含着的五源性能对三根七素的作用。三根七素受不同性质特性物质之影响，而不断发生着不同滋生和耗损。比如，土源属性饮食牛、马肉，麦面或淡黄绛紫色，坚硬、芳香等物品，具有重、坚、钝、柔、腻、糙等六功效，除滋补肌肉和骨骼外，滋补嗅觉，降减赫依。水源属性饮食牛、马奶，大米或青蓝黄色，柔水性，味甘物品等，具有稀、凉、重、钝、腻、和等六功效，除滋补血液健血和丰富全身水液、滋润身体外，滋补味觉，降减希拉。火源属性饮食辣椒、绵羊肉干、白酒或橙色、红棕色，干燥、热性等物品，具有热、锐、燥、涩、轻、腻、动等七功效，除健胃、促进代谢、滋补体力、容光焕发外，滋补视觉，降减巴达干。气源属性饮食青稞及其酒、荞麦、莜面或略带蓝色或无明显颜色，柔软、粗糙、锐性等物品，具有轻、滑、寒、糙、苍、燥等六功效，除健身壮体、促进身体运动和促进赫依血循环、改善呼吸功能外，滋补触觉，降减巴达干希拉。空源属性饮食野牛心肺、炒米、豆类或黑蓝色，空虚性质等物品，具有除疏通脏腑、心胸舒畅外，滋补感能，医治聚合病。

三是六味功效对三根七素的作用。滋补或降减三根方面，苦、辛、涩味饮食滋补赫依，酸、咸、辛味饮食滋补希拉，甘、苦、涩味饮食滋补巴达干。甘、酸、咸味饮食降减赫依，苦、甘、涩味饮食降减希拉，苦、酸、咸味饮食降减巴达干。

四是摄取物的形态、色彩等特殊功效滋补三根七素的原理。蒙医理论认为在日常饮食功效中除五源及其味的功效之外，也非常重视其配伍功效和形态、色彩等特殊功效。例如，虎、豹、熊、野牛等野兽或马、牛、驼、羊和鸡、鸭等家畜，鱼、虾、水獭等水生动物，雕、鹰、秃鹫、野鸡、雀等禽类等各种动物之血、肉、脂、骨骼均具有滋补人体血、肉、脂骨等七素之功效。另外，鹿、黄羊、马、驴、猪、羚羊、鸡等动物的血均有滋补血液的功效之外，还具有治疗肌骨伤、中毒症、黄水病、宝如病等功效；一切动物之骨骼汤具有降减赫依、滋补元气、强身和壮骨功效。故蒙医古籍记载绵羊跟骨、髌骨、肩胛骨柄、尾骨汤为"四营养骨汤"。还有，用奇蹄动物骨制作的"骨甘露"，用虎、豹等动物骨酿制的骨酒等对骨关节病、类风湿、寒性黄水病均有较好的治疗作用和滋补跟骨作用。

（五）清浊分离生化最终三味滋养补充三根七素理论

此指具备六味之饮食在清浊分离最末生化为甘、酸、苦三种味道分别滋养补充着巴达干、希拉、赫依三根，三根进而确保着七素的正常生化、分离、滋生等生理代谢。例如，糖、大米、麦面等甘味和食盐等咸味饮食均以甘味消化而且滋补巴达干；酸奶、野牛肉等饮食以酸味消化而且滋补希拉；苦菜、胆汁等苦味，葱、蒜、辣椒等辛味，砖茶等涩味，荞麦等苦涩味饮食均以苦味消化而且滋补赫依。所以合理利用味道，可以其各自的功效滋养补充三根，同时甘、苦味消减希拉、酸味消减巴达干、赫依维持平衡。这就说明消化末三味对赫依、希拉、巴达干以及对胃三热能（胃火）起着直接影响，也是胃三热能对七素的滋生代谢起着直接作用。为此，热能与七素关系是热能偏盛则体素消减，热能衰竭则体素浊化过剩，也就是三根与七素平衡关系之关键。

五、人的体质特性

人的体质特性是指人类先天遗传之体质本性，也称体质本性。下面简要论述体质构成、体质类型、体质特点等。

（一）体质构成

人的体质构成来源于以下两个方面。一是胚胎时父母精液与精血所含三根七素之相对平衡成分因素的遗传是构成体质特性的根本。二是在胚胎发育阶段母亲的饮食和心身起居、生活条件、环境因素等是形成体质特性的直接条件。例如，胚胎发育期间母亲饮食和心身起居方面多遇轻、糙条件则构成赫依偏盛性体质，多遇锐、热等条件则构成希拉偏盛性体质，多遇重、腻性条件则构成巴达干偏盛性体质。

（二）体质类型

蒙医理论认为人体是阴阳、五源、三根、七素相对平衡的聚合性整体。在此基础上常表现为赫依、希拉、巴达干三根之某一个或两个占优势。根据人体三根之哪个成分占优势而可分为很多种类型，但总体上可分为赫依偏盛性、希拉偏盛性、巴达干偏盛性、赫依希拉偏盛性、巴达干希拉偏盛性、巴达干赫依偏盛性和聚合性七种体质。

（三）体质特性

1. 赫依偏盛性体质者的特性

（1）容貌与体态：全身皮肤颜色青灰或偏黑、粗糙，毛发黝黑、粗涩，颜面偏黑，体态瘦小或瘦高，驼背，行走时关节作响，体质弱些。

（2）禀赋和才能表现：记忆或思维能力较快，但忘记也相对较快一些。触觉等五官感能较敏锐，敬业。语言、肢体运动、行走等活动灵活而较快，多言，睡眠少而不实，不耐寒等。

（3）性格气质和爱好欲望表现：性子暴躁，喜哀快，喜好歌舞、乐器、娱乐，爱好射箭、摔跤等争斗比赛。稍微吝啬、傲慢，喜爱甘、酸、苦、辛味饮食。

（4）热能和胃腹功能表现：胃火较平衡，腹坚、不易泄泻等。

2. 希拉偏盛性体质者的特性

（1）容貌与体态：全身皮肤颜色微黄、柔软，毛发微黄细腻、相对稀疏一些，颜面淡橘橙色、多皱纹，体态中等，关节肌肉稍微松弛，眼睛不大、眼睑毛稀疏，体质热些、易出汗、汗味大一些。

（2）禀赋和才能表现：禀赋锐、聪明，理解能力和思维能力较强，故能够将记忆和理解内容很好地表达出来，演讲能力强。具有事业成功的信心和能力。

（3）性格气质和爱好欲望表现：性子急，但对百姓和蔼、助人。喜欢整洁干净和化妆。英勇、脾气大，喜好凉爽。喜爱甘、苦、涩味，凉爽饮食。

（4）热能和胃腹功能表现：容易饥渴，胃火较强，腹软、易泄泻等。

3. 巴达干偏盛性体质者的特性

（1）容貌与体态：全身皮肤颜色、面容白皙腻嫩、额面宽阔，毛发黑厚而重，体态高大健壮、肥胖，胸肩宽阔、身直，关节肌肉均匀优美。

（2）禀赋和才能表现：智力足、有智慧、天赋牢，故理解掌握较深，具有深入研究精神，能将自己的观点系统讲述的能力较强，有坚持不懈的良好习惯。虽然对某种知识和技能理解掌握不甚敏锐，但一旦理解掌握则永久不会忘记。对事业不求急成，做事稳重，注重方法和技巧，讲究结果的完善等方面具有坚强的信念和较好的技能。

（3）性格气质和爱好欲望表现：性格谦和，胸怀坦荡，对艰难困苦有很强的忍耐性。不喜欢震怒和粗暴的言语，喜欢讲悦耳和谐的言语，不喜欢报仇和报复。坚守规章制度和誓言，胸怀大计，故对事物谨慎对待，虽然对某种事情不满但不忙于当时多言表态。平常话语少，能使任何人心情愉快是本体质者的特点。幼儿时期很少哭闹，睡眠好，喜爱热、酸、涩味，粗糙饮食。

（4）热能和胃腹功能表现：耐饥渴和耐热，胃火较弱，胃肠功能中等等。

4. 合并性和聚合性体质者的特性

以上特性和特点合并出现或聚合出现。即合并性体质者可体现两种体质的秉性特征，聚合性体质者体现三根均衡的秉性特征。

六、五 脏 六 腑

心、肺、肝、脾、肾为五脏，胃、肠、胆囊、结肠、膀胱、三舍为六腑。

（一）脏腑概述

五脏六腑是人体构成的主要成分，生命活动中承担着重要的生理功能。受人体三根七素相对平衡的控制，清浊生化和滋养机体工作的主要完成者。这些脏腑虽然在人体的位置、形态、功能、属性、性质、白脉及感能连接等方面有着各自不同的特质，但从整体理论角度观察，脏腑典型关系是非常突出的。首先阴阳学说认为五脏属阳性，并对热性敏感，六腑属阴性，并对寒冷性敏感，故在古籍中有"脏器有热性疾病时，六腑可以患寒性疾病。但是六腑患热性疾病时五脏不能有寒性疾病"记载。其次清浊精华理论认为五脏由五源充足的饮食精华来滋养，六腑则贮藏五源充足的饮食精华之浊，并且不断进行着下一步清浊分离和输送、排泄等整体协调代谢工作。最后从位置与白脉连接方面研究脏腑的关系，可以清楚地认识到心脏、肺脏、肝脏、脾脏、小肠、胆囊、胃七个的前两个位于巴达干总区域，后五个位于希拉总区域。肾脏、三舍、子宫、大肠均位于赫依总区域，所以这些脏腑具有其各自不同的区域性属性或性质。从白脉连接方面研究，赫依四脉的上两个支与心脏连接，下两支与小肠连接，心脏与小肠有着互联关系。希拉四脉的第一支与肺脏连接、第二支与结肠连接、第三支与肝脏连接、第四支与胆囊连接，巴达干四脉的第一支与胃连接、第二支与脾脏连接、第三支与肾脏连接、第四支与膀胱连接，聚合性质的一脉与三舍、子宫连接，如此脏腑与白脉、脊髓、大脑相连接。

所以切脉诊断疾病时将五脏六腑之心脏与小肠，肺脏与结肠，肝脏与胆囊，脾脏与胃，右肾与膀胱，左肾与三舍等分六象，分配在寸、关、尺三指下，一段脉搏分两象，即手指上角向外波动脉为阳或脏脉，手指下角向内波动脉为阴或腑脉。以上为蒙医五脏六腑理论体系概要。

（二）脏腑特性

1. 心脏、舌、小肠

心脏是五脏六腑最重要动力脏器。它与命脉相连接，全身赫依血运行之关键。下面对心脏位置，形状，属性，特质，作用等方面简要论述。

（1）心脏位置与形状：胸腔前中线稍偏左，被肺脏包围，为本人的拳头大小。心脏下缘为膈、正面胸骨及肋软骨、胸腔前壁，背面为食道。心脏底部朝上右后方向，其上方连接命脉。心尖朝下左前。胸部左侧第五肋间隙，锁骨正中线以外 1~2cm 可见心尖波动。

心脏由三层组成。内层称为心脏内膜，中层最厚称为心肌。外层称为心包。

心脏内腔由房间隔与室间隔左右分两部分。每个部分又分上下两腔，其上腔为心房，下腔为心室。因此心脏分为左心房，左心室，右心房，右心室，与现代医学相同。

心房和心室内都有竖间隔，称为房间隔和室间隔，使左右心房和心室之间不流通，心房和心室之间由房室孔流通。

右心房：位于心脏的右上方，连接于上下腔静脉并接收全身回流的血液。

右心室：位于心脏的右下方，通过房室孔连接右心房，接收从右心房来的血液并挤进肺动脉。

左心房：位于心脏的左上方，连接于肺静脉并接收从肺脏回流心脏的血。

左心室：位于心脏左下方，通过房室孔连接左心房、主动脉，接收从左心房来的血并挤进主动脉。

心脏内膜构成心脏瓣。其左心室与左心房之间有二尖瓣，右心室与右心房之间有三尖瓣。当心室收缩时，由于这些尖瓣环缩小以及血液推动，使瓣关闭，从而防止血液倒流入心房。

左心室与主动脉之间叫主动脉瓣。它通向大循环。右心室与肺动脉之间叫肺动脉瓣。它通向小循环。主动脉和肺动脉都通往全身大动脉和肺脏，因此心室收缩时血液通往那里，关闭时阻止动脉血液反流心室。

心脏结构如此特殊，因此血液流动方向时刻有律。这是心脏的特质。

（2）心脏属性与其主要作用：五源学说认为心脏属于气，"心脏和心灵都依靠空"，而五行学说认为心脏属于火。五官上认为舌是心脏之外窍。

普行赫依和能成希拉居于心脏，因此其特质为轻、微、锐、热作用于心脏本身，并推进血液循环，输送精华于全身各个部位。

心脏蕴含七素最终精华"生命活力素"，是主宰人的灵魂之精华，具有推动全身神经和血液循环的同时滋养人体并给予力量、精神、改善外表、延长生命等功能。

心脏聚集"感官明镜"之脉，因此滋养人体各个器官的感能，改善智慧、勤奋于一切、做事谨慎、增强意志力、精神焕发等功能。

若心脏受到损伤，其根素与血液循环，灵魂之路、神经循行等收到不同程度的阻碍而引起不同的症状。例如：

赫依增多，三根素乱而影响心脏，会出现心悸、憋气、心前区不适、健忘、失眠及心神不定、脉搏不齐、甚至引起精神疾病及晕倒。若普行赫依功能下降或素乱或血液循环不良或某些部位受损而导致手脚或全身发凉，身体削弱，气色和精神不同程度的削弱。甚至某些部位血液循环受损而导致白脉循行受损，体力下降。白脉功能受阻引起肌肉麻木或不同程度的肌肉抽搐。甚至心脏本身的虚弱引起下肢不同程度的浮肿。由于心脏位于巴达干区域，自身又是赫依之依存部位，因此热症治疗不当很容易导致热症隐伏于心脏，成为隐伏热症的原因之一"由位置原因隐伏"。

（3）心脏和舌：心脏和舌有根与果实的关系，心开窍于舌。因此心脏有病变时，舌象会出现不同程度的改变。

（4）心脏和小肠：心脏和小肠由白脉相连，五源属性相同，小肠为心脏之管辖之腑，是彼此相应的脏腑。小肠是消化吸收的主要器官。

（5）小肠位置及形态：小肠盘曲在腹腔内，其下方为大肠。

（6）小肠特性：小肠位于希拉区域，是调火赫依主要循径，消化希拉的依存部位，"十五运行之路"之希拉路。小肠在五源学说为气源，是"食物总糟粕的受纳之腑"，五行学说属火。因此小肠是消化三能之热能的主要部位，其本身特征希拉旺盛。所以在人体起的主要作用及病因方面常以希拉的锐、热特性相对占优势。

（7）其对人体的主要作用为消化吸收的主要场所。在调火赫依的推动下，接纳胃内初步消化的饮食进一步消化和吸收及清浊分离，而且把饮食精微运送至肝脏，同时把饮食浊物排入大肠。因此小肠是整个消化系统中占最长一段，蒙医理论称其为未消化与已消化之间的场所。某些条件下消化三能失去平衡时，首先受累者为胃和小肠，特别是小肠。

2. 肺、鼻、大肠

肺是五脏六腑最重要交换气体的脏器，是全身气体交换的关键部位。下面对肺脏位置，形态，属性特质与作用等方面简要论述。

（1）肺的位置与形态：肺脏位于胸腔内、巴达干的区域，是病变巴达干的循行之道。肺上接左右气管和咽喉、鼻腔，是司命赫依和上行赫依的运行之道。

肺脏呈圆锥形，左右各一。蒙医学将肺脏分五叶，左肺分两叶，右肺分三叶，其后方五叶为母肺，前方五叶为子肺。肺内侧上部为肺动脉和肺静脉通向心脏，完成肺循环。

（2）肺脏属性与其主要作用：五源学说认为肺属气，"气之精华为主的内呼吸之尊"和"肺与呼吸均依靠气"，而五行学说认为肺属金。鼻为肺之外窍。

肺脏在司命赫依和上行赫依的支配下，通过鼻腔、咽喉、气管、支气管进行呼吸运动，从外界新鲜空气中接受气源精华，交换机体内外气息，通过小循环完成全身气体交换。呼吸每分钟 16～20 次为标准。改善全身赫依血运行。十三隐性白脉之希拉属性之一脉与肺连接，另一脉与大肠连接。通过此脉运行希拉和感应，形成肺、大肠和大脑神经相连。肺脏和大肠五源属性相同，大肠为肺脏之附属器官，故患病变时相互影响。

肺脏总体来讲属于阳，但是其位置主要在于巴达干区域，与司命赫依和上行赫依有着直接的联系，因此其特性偏向寒而且功能有着明显的轻、浮特性。其生理运行活动中吸收空气之精华并与外界环境直接接触而虽然对寒凉条件有适应性和耐力，但是如果寒冷过度则容易伤风和寒热相搏，易受热性条件受累致病。所以在治疗原则和方法中要"一切肺病的治疗需注意巴达干和血热"。若肺脏受损首先影响赫依血运行。

日常生活中气候突然变化，寒热季节紊乱时，易流行伤风感冒和肺部感染、咽喉肿痛等热病。少年或巴达干体质者遇到寒冷条件时易引起巴达干或热性疾病隐伏迁延而陈旧。若遇体质弱者或儿童或希拉体质者，没有及时彻底治疗，或者在饮食、起居等因素方面出现错误等条件，则会引起肺热、肺刺痛或肺脓肿等病变。由此等陈旧性肺病迁延日久，发展为肺气肿或感染肺结核等慢性肺病，则会影响心脏引起右心房肥大或右心房衰竭等病症。

（3）肺和鼻：肺和鼻有着根与果实的关系，肺开窍于鼻。因此肺部有病变时，鼻出现不同程度的症状。

（4）肺和大肠：肺与大肠以白脉相连，是彼此相应的脏腑。大肠为肺的管辖之腑，而且是赫依和食物最终糟粕的受纳、吸收消化与排外的末段消化器官。

（5）大肠位置及形态：大肠位于腹腔内，其管腔比小肠粗，末端开口于肛门。在右髂窝处称升结肠，腹部上方为横结肠，腹部左方为降结肠。

（6）大肠特性：大肠主要位于赫依总区域，是赫依之依居部位，下清赫依主要循行之道。"十五运行之路"之赫依路。大肠在五源学说中认为"赫依和食物总糟粕的吸收腑"，在五行学说中属金。因此大肠本身特征为赫依旺盛，其在人体起的一般功能和疾病条件方面常为赫依的轻、浮特性较为敏感。某些条件下大肠功能受损，可出现腹部下方不适，间断性腹泻或便秘等症状，甚至赫依活动时段腹泻更为明显。

3. 肝、眼、胆囊

肝脏是五脏六腑中精华生化，滋养血液的重要脏器。下面对肝脏位置，形态，属性特质与作用等方面简要论述。

（1）肝脏位置及形态：肝脏位于腹腔的右上部，希拉的总区域，是人体最大的脏器，分为左右两叶，右叶大于左叶。肝脏的上部凸起，下部扁凹，其下部连接有多个输送饮食精微的血脉，肝脏内部有吸收精华的多个血管成网状。肝脏上方为膈肌，左侧与胃末端相邻。胆囊位于肝脏下方。

（2）肝脏属性及其作用：五源学说"肝脏属火，是机体热能之崇"，并"肝脏和能量依靠火源"。五行属木。肝脏开窍于眼睛。

肝脏位于希拉总区域，是变色希拉的依存位，"十五运行之路"中希拉运行之路。因此希拉的锐、热特质而肝脏功能方面有着明显的热性表现。

其主要作用为将胃、肠等消化系统输送来的饮食精微进行加工、解毒、生化为血液，通过血液循环滋养组织、器官等。同时贮藏血液和体能，时刻供养着机体物质需求等重要作用。其次是将血液清浊分离产生的糟粕生化为胆汁由肝管送达至胆囊。胆汁通过胆管输送至十二指肠和消化与非消化之间补充消化希拉促进消化。

十三隐形白脉之希拉性质一脉与肝脏链接，另一支与胆囊相接，通过此脉运行希拉和感能，形成肝、胆与大脑神经连接。

由于肝脏自身位置，三根之依存与循径，五源属性，白脉连接以及对机体的作用等特点，致使肝脏自身以血、希拉的锐、热特征明显突出。所以在人体正常生理运动过程中起着能量的主要来源和自身也要通过热能发挥其作用。如果因某种条件累及肝脏，首先出现体现其特征的热象症状。例如，日常生活中饮食起居方面热性过量，则容易使希拉增生引起热性疾病。

（3）肝脏和眼睛：肝脏和眼睛有着根和果实的关系，肝脏开窍于眼。因此肝脏有病变时，眼睛出现不同程度的症状。

（4）肝脏与胆囊：肝脏与胆囊以白脉相连，是彼此相应的脏腑。胆囊为肝脏的管辖之腑，而且胆汁是希拉的物质基础，时刻补充着消化希拉，是促进消化的重要器官。

（5）胆囊位置及形态：胆囊位于肝脏之下，椭圆形囊状器官，其口连接胆管，胆管与肝管合并形成胆总管开口于十二指肠。

（6）胆囊主要作用：将胆汁不断地输入未消化与已消化之间的消化吸收区域，补充消化希拉，促进热能，维持着消化三能的平衡。所以胆囊是促进消化的重要器官。

（7）胆囊特性：胆囊位于希拉总区域，是希拉之依居部位，"十五运行之路"之希拉路。胆囊在五源学说中认为"火源清浊汇集之腑"，在五行学说中属木。由于胆囊本身位置、循径、特征等，是属希拉偏盛性器官，所以其在人体起的一般功能和疾病条件方面常对血、希拉的热、锐特性较为敏感。如果因某种条件累及胆囊，首先出现体现其特征的希拉增生或紊乱等热象症状。例如，出现巩膜及尿色黄染，体温上升，口苦厌食，头痛等热性症状和伴随消化不良等症状。

4. 脾、唇、胃

脾脏是五脏六腑中参与饮食清浊的初步分离，生化饮食精微的重要脏器。脾脏与胃在位置、功能等方面一致，共同完成饮食消化工作是其突出特点。下面对脾脏位置，形态，属性特质与作用等方面简要论述。

(1) 脾脏位置及形态：脾脏位于腹腔的左上部10~11肋骨处、膈肌下方胃左侧、希拉总区域，为手掌大小扁形脏器，其上缘近邻第十脊椎。

(2) 脾脏属性及其作用：五源学说认为"脾脏属土，土源之清为主的健、沉之崇"，并"脾脏之健、沉依靠土源"，五行也属土。脾脏开窍于口唇。

十三隐形白脉之巴达干性质一脉与脾脏连接，另一支与胃相连。通过此脉运行巴达干和感应，形成脾、胃和大脑神经连接。

脾脏是巴达干之位，同时也是消化三能之重要位置，"十五运行之路"巴达干运行之路。日常生活中饮食首先在胃部消化，饮食精微在脾脏的协助下清浊分离，并将精华输往肝脏。因此脾是消化和贮存血液功能的脏器。

日常生活中饮食起居方面热性或凉性过量均引起消化三能功能混乱，直接影响脾胃，引起憋气、面色苍白等症状。若由凉性条件引起疾病，有腹部发凉，消化不良等症状外出现唇色苍白等血瘀症状。若热性条件下引起疾病，出现体温上升，腹痛腹泻，面色发红或紫，甚至嘴唇生泡或口干等脾血热现象，故脾脏自身由于其位置和属性具有巴达干和血的隐形特征。

(3) 脾脏和口唇：脾脏和口唇有着根与果实的关系，口唇为脾脏之窍。因此脾脏有病变时，口唇出现不同程度的症状。

(4) 脾脏与胃：脾胃由白脉相连，是彼此相应的脏腑，胃是脾脏的管辖之腑，是消化饮食的重要器官。

(5) 胃的位置及形态：胃位于腹腔的上部正中线，半月形囊腑，其口部粗大上接食道，尾部较细下接十二指肠。

(6) 胃的特性：胃位于希拉区域，是调火赫依和腐熟巴达干的依存部位，也是"胃三能"工作的主要部位。"十五运行之路"巴达干运行之路。五源学说认为"胃属土，土源之浊汇集之腑"。因此由于位置、循径、属性等方面巴达干旺盛，所以其正常功能和受累条件等方面有着对巴达干、赫依或水、土之重、凉、钝等因素相对敏感的特点。

(7) 胃的主要作用是能够初步消化食物，并把初步消化分解后形成的饮食精微和糟粕送入小肠等部位。从整个消化系统来讲它是"未消化部位"，如果胃内消化不良则成为"糟粕未消化"病变之基础。

若遇到未适合条件引起胃部疾病，其正常功能受损，则不同程度出现消化不良疾病或中毒疾病的表现。若凉性条件则引起胃火能不同程度下降症状。热性条件过盛则引起火能不同程度增多症状。其哪种条件下饮食相克则引起不同程度的中毒症状。

5. 肾、耳、膀胱

肾脏是五脏六腑清浊分离吸收功能中主司水、分泌尿液，具有调节全身水分和滋补强身、补精益血功能的重要脏器。下面对肾脏位置，形态，属性特质与作用等方面简要论述。

(1) 肾脏位置及形态：肾脏位于赫依存在总区域、腹腔后壁，12~15脊椎（胸12至腰3）的两侧左右各一，形状似蚕豆。肾脏内侧为肾门，有肾脏静脉和动脉出入。输尿管出于肾门向下与膀胱连接。

(2) 肾脏属性及其作用：五源学说认为"肾脏属水，是水源之清为主的湿润之崇"，"肾脏、潮湿依靠水源"，五行也属水。肾脏开窍于耳。

十三隐形白脉之巴达干性质的一脉与肾脏连接，另一支与膀胱相连，通过此脉运行巴达干和感能，形成肾、膀胱和大脑神经连接。

肾脏为"十五运行之路"巴达干运行之路，其自身巴达干之依存位，所以其性质巴达干赫依偏盛。特别是与聚合性器官三舍有相同的属性，因此其主要功能是完成全身水的运作外，在整体观中的七素精华生化过程中起着重要作用。在七素的清浊吸收分离过程中一是将水的糟粕尿液排往膀胱，二是与三舍联合将精华之精华"生命活力素"送往心脏，将其糟粕精液和精血贮存于三舍。

若遇到未适合条件引起肾脏疾病，其正常工作规律受损，不同程度出现不良症状。例如，寒性或热性因素均可累及肾脏，引起眼睑或面部不同程度浮肿、第 14 脊椎或腰痛等症状等均为其特征性症状。特别是体能下降或治疗痼疾症时采取补温、强肾、注意赫依的原则是有很深的理论依据的。肾是热病隐伏三个部位之一，因此肾脏热症常出现腰部发凉、热敷见效、颜面部浮肿等症状，很容易误诊为赫依引起的肾脏寒性疾病。

（3）肾脏和耳：有着根与果实的关系，耳为肾脏之窍。因此肾脏有病变时，耳出现不同程度的症状。比如肾寒性疾病或肾赫依等疾病时常出现耳鸣、耳聋等；肾热性疾病出现耳发热，耳痒等黄水症状。

（4）肾脏与膀胱：由白脉相连，是彼此相应的脏腑，膀胱是肾的管辖之腑，也是受纳尿液的重要器官。

（5）膀胱位置及形状：膀胱位于腹腔下方，耻骨联合上方成囊形腑器，其两侧连接输尿管接纳肾脏排来的尿液，向下通尿道。

（6）膀胱特性：膀胱位于赫依总区域，是下清赫依循行之路。"十五运行之路"巴达干运行之路。五源学说认为"膀胱属水，是水源之浊尿液汇集之腑"，在五行也属水。

膀胱由于其位置、属性及循行等特点，是巴达干、赫依偏盛器官。因此在正常工作及受累等条件方面，对引起巴达干、赫依病变的因素相对比较敏感。

（7）膀胱主要作用如同盛水的陶罐，具有储存和排泄尿液的作用。若遇到未适合条件引起膀胱疾病，其正常工作规律受累，引起尿频、尿急或尿量减少等症状。

6. 三舍和子宫

（1）三舍：精府与卵巢统称为三舍，是通过白脉连接五脏六腑，汇集七素之最后精华之糟粕——精液和精血的重要生殖器官。

1）三舍的位置及形态：包括男性精囊及睾丸、女性卵巢。睾丸位于阴囊内，是一双生殖腺体。睾丸向上接输精管通往精囊、射精管及尿道。卵巢位于盆腔内子宫两旁，通过输卵管与子宫相连的一双卵圆形腺体。

2）三舍的特质：三舍位于赫依的总区域，十三隐形白脉之聚合性质的一脉相连于三舍，通过此脉运行赫依、希拉、巴达干和感应，形成三舍与子宫和大脑神经连接。五源学说认为"三舍与五脏相连，受纳五源聚集的白红精血器管"，五行学说诊断疾病时通常将肾、膀胱、子宫一并归属于水。三舍虽属聚合性，但在具体诊治疾病时通常按巴达干、赫依偏盛看待。因此其对人体正常功能及意外条件方面，对引起赫依、巴达干偏盛因素相对敏感。

3）精府主要作用为促进赫依的滋生，产生欲望，贮藏精液和精血，增强和滋润全身，并传宗接代，"确保平安体素之依靠"等重要作用。若遇到未适合条件引起三舍疾病，其正常工作规律受累，引相应症状。比如，男女均出现腰髋疼痛、体力减退、头晕、心神不定和心悸等症状的同时，男性遗精少精、阳痿等症状。女性表现月经不调、白带增多或不孕不育等多种妇科疾病。

（2）子宫：系通过白脉与三舍一同和五脏六腑相连的生殖器官。

1）子宫的位置及形态：子宫位于盆腔内"梨"形腑器，左右两侧通过输卵管连接卵巢，子宫口下接阴道。

2）子宫的特质：子宫位于赫依的总区域，五源学说与三舍相同"五源聚集之腑"。五行学说诊断疾病时通常将肾、膀胱、子宫一并归属于水。子宫虽属聚合性，但在具体诊治疾病时通常按巴达干、赫依偏盛看待。因此其对人体正常功能及意外条件方面，对引起赫依、巴达干偏盛因素相对敏感。

3）子宫主要作用为协助三舍完成清浊分离，生化精血以及促进赫依的滋生，产生欲望，增强和滋润全身，胚胎育胎等重要作用。

七、感　能

感能是指照耀着从事感觉和思维功能器官的总称。下面对感能的产生、分类、发育予以简要介绍。

（一）感能的产生

根据蒙医学基础理论，胚胎形成时最初从胎儿脐带分支依赖运行水及月源之脉生成大脑，滋生巴达干、白脉及希拉，于肝脏生成输送精微之脉，依赖运行血与火源之命脉与滋生赫依的阴性源循行之脉等三基脉，以及四类脉轮等均为感能产生的基本原因。

使器官着位之脉位于大脑，生成头顶部大乐轮等多个白脉。使器官灵敏之脉位于心脏，有着多个称为心脏法轮之脉，是智慧之崇，给予器官生命的感能聚集六脉之八支犹如荷花般存于心脏。定机体之脉位于脐带，即为脐带神轮，而且初、中、末三个时间段可定自己机体之脉有二十四个。因此感能的产生以三基脉，大脑为功能之中心，心脏与功能密切相关，白脉是功能之运行道，赫依为功能之乘骑。在胚胎发育过程中，由土源产生嗅觉，空源产生听觉。胚胎发育16周时，在赫依的作用下产生知觉，发育到26周时产生思维。

（二）感能的分类

可分为天赋之感能、感知反映之感能、思维智慧之感能等三类。其中最为基础或根本的感能为天赋之感能。因其为最初父母精、血本身的三根七素成分包含的才能遗传之首，故为人的智慧才能之奇特变化发展之内因。而感知反映之感能与思维智慧之感能二者通过眼、耳、体、鼻、舌等五官感知运动之五位的望、闻、触、嗅、尝等事物反映，相互促进、相互依赖，以此让智慧无限深化的规律发展。

（三）感能的发育

从最初胚胎形成开始，发育过程中的每个七日，都会生成一种赫依，促进其发育。第六个七日生成大脾气之赫依，生成生命赫依。第二十六个七日生成显成赫依，心灵之智慧大显。第三十六个七日生成驱动者赫依或器官门之开赫依，可辨男女之声。如此，在依赖赫依循行之下，得到母体滋养七精华的滋养，随着胚胎发育逐渐完善发展的功能。

第二节　病理机制

研究病理机制时以研究人体内三根七素的相互依赖，相互促进为基础是蒙医整体理论的重要根据。以下按发病原因、诱因及疾病的发病机理和疾病分类等四方面论述。

一、病　　因

这里所说病因是指人体内固有的发病之根本因素，也称疾病内因。从人体整体论来说，三根与七素的相互作用失去平衡的主要内因是赫依、希拉、巴达干三者，称之为基本内因。所有疾病的不同阶段的改变和疾病发生的位置的改变很多，但体内活动改变的根本原因是血和黄水二者，称之为专门内因。紊乱人体内环境因素很多，但多为体内微虫失调所致，称之为特殊病因。所以前三个为主因，中间两个为专因，后一个为特因。以上六个因素是人体致病的总内因。

二、致病外因

诱发疾病的客观原因是数不胜数的。

致病外因系指影响人体健康的外界因素，即自然界的气候，饮食，起居和突然因素，称为致病四因素。这些因素的过多，不及或反常错误必将引起各种疾病。

（一）饮食因素

人们在日常生活中，饮食之味、质、性能、时间、量等来不断供给。但由于饮食不当而引起过多或过少或错误等均可引起不良作用，成为致病因素。例如从味的效能来讲，咸、涩、甜味摄入过多则可成为引起巴达干过多同时减少赫依的原因。摄入酸味食物过多，则成为引起希拉增多而巴达干、赫依减少的条件。另外，每个物质内含的本质能量是非常复杂和起主要作用的。例如，白糖具有清希拉热的功效，食用过多能使胃火减弱，增补巴达干；但同样甜味的红糖则具有补充希拉热而镇赫依的功效。如果长期食用凉、轻、粗糙等功能的红茶、白菜、高粱等则会成为减少希拉和巴达干，增多赫依的条件。过多摄入腻、锐、辣功能的羊肉、黄油、红糖、辣椒等则会成为减少赫依，增血希拉的条件。相反长期忌口腻和营养丰富的食物，而食用轻、凉、粗糙等营养不良饮食，则会使胃火衰弱，希拉减少，赫依相对增多而引起体质衰弱。

除此之外，被黏虫污染的食物、刺激性食物、不易消化的食物、过期的食物，或者饮食不规律，如暴饮暴食等；或性质相克之食物，如萝卜和生奶，生奶和鱼肉，黄油、奶酪和凉水等；突然更换长期食用的习惯性食物等都是饮食错误的条件。

（二）起居因素

人体身、心、语言的所有活动称为起居活动。可以概括为身体起居和心里起居。日常生活中调节好人的身心行为对人体三根七素，身心健康有重要的作用。例如，经常心情乐观，参与健身活动可以促进赫依血循环，开通命气，促进感能、容光等。但如果调理不当，过多地、持续的劳作会使血热紊乱、消耗体力、增多赫依、消耗巴达干成为引起血、希拉热性疾病的因素。反之，从不参加身心活动，长期懒坐卧，会成为起居衰减的条件，使身体虚弱，影响赫依血循环，增加巴达干、脂肪，成为引起各种慢性疾病及痼疾症的条件。从整体观理论讲，人体三根七素正常功能是依靠心里和身心正常活动才能保证自身的相对平衡，如果心里活动的乐观性和意志的活跃性调节失调，则会使它的功能过多或过少或错误，对机体产生不良作用而成为致病的条件。例如，长时间休息不当，身心劳累，可导致赫依增多，影响心理，破坏根素的平衡可成为心理疾病的条件。与此相反，长期不用脑，严重缺少思维活动，则使感官器官功能的关闭，巴达干增多，赫依血循环减慢，可引起精神抑郁等疾病。过分生气、着急，过分惊吓、畏惧，突然身心受刺激等都为心里起居因素，影响赫依血循环，成为起居性致病因素。

（三）气候因素

人和自然是一个矛盾和统一的整体，人体本身是这个大自然的缩影，也是对立统一的有机整体。从这个科学整体性来说，季节变化对人体生理功能的影响是非常重要的。季节变化分为普通季节变化和特殊季节变化。普通季节变化对人体生命活动有促进的作用，而特殊季节变化对人体生命活动有不利性的作用。

季节的普通变化，一年分为四个季节二十四个节令。春暖、夏热、秋凉、冬寒四季节，每个季节分两个节令，共二十四个节令。四季在五行中，春属木，夏属火，秋属金，冬属水，每季末十八天属土。从而随着年、季、月、甚至日夜24小时的轮转，人体内五源、三根时刻调节性活动，不断变化而发生蓄积、发作、平息的变化。

季节特殊变化，是指自然季节、时令发生突变，热冷无常而所造成人体三根七素的功能被破坏。例如，热季变冷，冷季变热和雨季干旱等气候的恶劣变化会导致人体内在五源也相应增减或错误的改变，使人体根源体能的平衡被破坏而致病。所以季节的不正常变化会造成人体疾病发生几率明显增加。

（四）突然因素

突然因素是指不知不觉的情况下遇到的突然或奇怪相遇，或心里印象较深刻的某一事情而受到突然严重的打击，或者一心信以为真的事情突然被看穿等使思想上突然受到刺激等。因这些条件导致赫依增多致使三根七素的相对平衡失调，使精神、心里受到严重打击而致病。

上述是引起一切疾病的四类外因。但是所有外在因素，必须由内在原因的基础上才发挥其作用，所以只能成为疾病的条件而不是根源，疾病的根源是人体三根七素。为防病和尽快脱离疾病带来的痛苦，在日常生活中注意减少致病因素，增强体育锻炼，提高身体素质，养成良好的生活习惯是非常最重的。

三 、疾病病理变化机理

从整体观研究疾病发生发展过程，实际就是研究人体三根七素受致病外因的作用而其相对平衡发生变化，相互依靠和被依靠关系被破坏，三根确保七素的正常生化和代谢及七素营养三根的生理过程发生病变，变为不同程度的相互伤害与被伤害的关系的过程。与自然界所有事物的发展规律一样，人体的三根七素的内在活动之间也是相互对立存在，而且他们平衡是相对的和暂时性以及具有条件性。从疾病的病理变化过程来讲，人体的基本病证的发生、发展及结束之过程，称为"蓄积、发作、平息"。

蓄积是疾病的潜伏阶段，这个阶段虽然在人体尚未表现出疾病症状，但其特征性表现会相应的体现出来，即表现出厌恶对疾病发展具有限制作用的饮食。比如，赫依蓄积时厌油性营养丰富食物，希拉蓄积时厌清凉性食物，巴达干蓄积时厌涩轻性食物，血热蓄积时厌稀凉性食物，黄水蓄积时厌稀热性食物等。反而喜好促进疾病本质的有害饮食。这就是人体内在根素活动失去平衡的异常表现。

疾病发作是病理变化已经表现出症状，病变赫依、希拉、巴达干的任何一个表现其病变本质，明显表现出三根七素之间的相互伤害或被伤害关系。此时基本病理变化主要以单纯、合并或聚合三种形来体现。如赫依病变可为单纯赫依病，也可合并希拉，或者三者聚合。如此病变形式的结果是三根增多或减少，伤害七素被耗损或过盛。古籍记载本病理过程为"随着增多而减少，随着减少而过盛"。因此赫依、希拉、巴达干的任何一个过盛，则七素相应耗损。而七素之任何一个过盛，则三根也就会相应减少。

疾病平息是赫依等疾病痊愈而进入恢复期。即疾病之力被控制或已经控制。

上述是疾病病理的简单概述。但是在具体的治疗过程中经常会遇到疾病与患者的某种条件的不同而不定时聚积、发病的突发性疾病。同样有时已经蓄积多时，具有发病倾向的疾病，却不发病而自愈的情况。这是机体自我调节修复能力所致。

四、疾病的分类

疾病以不同的原则分为多种类型。可概括为病因分类，病位分类，病种分类和人群分类四种。

（一）病因分类

病因分类指疾病的发生规律为线索的概括性分类法。根据六种基本病证为基础进行分类，包括本因性和他因性，即单一证和合并证两种。

1. 本因性病证

本因性病证即单一证，又分总分型和详细分型。总分型为赫依证、希拉证、巴达干证、血证、黄水证和虫病6种。详细分为增多型18种、减少型15种，共33种。

2. 他因性病证

他因性病证即合并证，又可分为两证合并、三证以上聚合和并发他病三类。

（1）两证合并分为总分型和详细分型。总分型为赫依希日合并，赫依巴达干合并、赫依血合并、赫依黄水合并、赫依虫合并等15种。详细分型为增多型45种，减少型30种，增减混合型25种，共100种。

（2）聚合型证分为总分型和详细分型。总分型分为三证聚合20种，四证聚合15种，五证聚合5种，六证聚合2种，共42种。详细分型主要以上述四型的病势程度来扩展分类，即不同程度的增多四型656种，不同程度的减少四型656种，不同程度的增减混合四型572种，共1884种。

概括以上内容：

总分类：基证6种，合并15种，聚合42种。

详细分类：单一证33种，合并证100种，聚合证1884种。

基证共计2080种。

（二）病位分类

根据疾病发生的位置可分为身体疾病和心理疾病两类，但是两者有着不可分离的关系。

身体疾病分上半身疾病、下半身疾病、体内疾病、体表疾病、间隙性疾病、全身性疾病6种。

（1）上半身疾病指头部、眼、耳、鼻、舌、牙、喉咙疾病等以肚脐以上器官疾病。

（2）下半身疾病指痔疮、生殖器疾病、前列腺疾病等髋部以下疾病。

（3）体内疾病指五脏六腑等内部器官疾病。

（4）间隙疾病指骨骼疾病。

（5）体表疾病指同生体表疾病和突发体表疾病。同生体表疾病有痈疽、腺病、苏日亚、丹毒、白癜风、牛皮癣等皮肤病。突发体表疾病包括拉伤、挫伤、刺伤、撕裂伤、骨折、颅骨伤等外伤。

（6）全身性疾病主要指瘤疾症、热病、中毒、脉道病等。瘤疾症包括新旧瘤疾症或涡旋瘤疾症、渗漏瘤疾症、扩散瘤疾症、瘀积瘤疾症四种。热病包括未成熟热等。中毒包括相克毒等。概括为散于皮肤、展于肌肉、窜于脉道、渗于骨骼、降于脏器、坠于六腑等六种。

（三）病种分类

根据原发病特点分类和学科及专科分类两项内容。

（1）原发病特点分类：如赫依病分赫依佝偻病，赫依激荡病，赫依麻木病等；巴达干病分胸口巴达干病，铁锈巴达干病等以病因、症状或病因、病位等特点命名之疾病。

（2）学科和专科分类：内科、温病、妇科、儿科、外科、传统外治疗法科、眼科、耳鼻喉科、口腔科、伤科等十种外，基本病证、传染病、神经病、脉道病、皮肤病、老年病、老年养生、中毒病等学科分类。

（四）人群分类

人群分类可分为男性病、妇女病、老年病、小儿病、共患病五种。

（1）男性病分男性专科病、遗精病、少精病、耳膜穿孔、前列腺病、生殖器病等。

（2）妇女病分妇女总病、专科病。总病为血瘀病和赫依瘀病两种。专科病分妇女主要病和更年期病。主要病为子宫疾病类、脉道疾病类、痞瘤疾病类、虫病类、外生殖器疾病类等。妇女更年期病有怀孕期间不注意所遗留病、分娩不注意所遗留病、胎盘遗留、失血及产褥热、子宫脱垂、产褥热后遗症等。

（3）小儿疾病包括同生病和突发病两种。

（4）老年病分典型病和特殊病两种。典型病有火温衰竭、心脏功能下降、肾脏功能下降等；特殊病有痴呆症、功能障碍等。

（5）共患病之上述基本病证的不同病型。

第三章 谈蒙药基本理论

本章将简述蒙药六味、八功效、十七效能以及药物本性功效。

一、药味、功效、效能

（一）药味

药味：甘、酸、咸、苦、辛、涩六味。

药味起源：甘味源于水、土，酸味源于火、土，咸味源于水、火，苦味源于水、气，辛味源于火、气，涩味源于土、气。

药味功效：甘、酸味可镇赫依及燥黄水，甘、苦、涩味可清希拉、血热，辛、酸、涩味可祛巴达干寒。

苦、辛、涩味可生赫依及黄水，酸、咸、辛味可生希拉及血热，甘、苦、涩味可生巴达干。

甘味源于水、土，故重、钝功效偏盛，有强身健体、滋阴补肺、接骨疗伤、改善视力、消除赫依、希拉等作用，尤其适应于老人、儿童及瘦弱群体。但过度服用可诱发巴达干病、肥胖症、甲状腺肿大、尿道疾病等。

酸味源于火、土，故热、燥功效偏盛，有助胃火、欢愉情绪、疏通闭塞等作用。但过度服用可诱发血、希拉热，引起周身无力、头昏眼花、浮肿等症。

咸味源于水、火，故腻、糙功效偏盛，有强身健体、舒筋缓僵、散瘀积、开脉窍等作用。但过度食用咸味饮食会伤及血、希拉，引起烦渴、发白或脱发、面部皱纹增多、体力减弱，甚至诱发丹毒、脓疡等疾病。

苦味源于水、气，故寒、钝功效偏盛，可治疗烦渴、中毒、瘰疬疮、乳腺病、昏迷、恶心、血、希拉症等。有燥腐消脂、拓展心胸等作用。但过度食用苦味饮食则会耗损体力，诱发巴达干、赫依疾病。

辛味源于火、气，故轻、糙功效偏盛，有助胃火、开胃消食、治伤燥腐、接骨消肿、消脂、开窍散结等作用。可治疗炭疽、白喉、瘰疬疮、水肿、巴达干疾病。但过度食用辛味饮食会使体质衰弱、耗损精液。诱发哆嗦、昏沉、晕厥等症。

涩味源于土、气，故寒、钝功效偏盛。有收敛治伤、改善肤色、祛除血、希拉偏盛等作用。但过度食用涩味饮食将耗损体力，诱发烦渴、腹胀、秽物不利、心脏病等。

（二）药物功效

药物功效即重、腻、寒、钝、轻、糙、热、锐等八功效。虽概括为药味功效及药性功效，但却能够发挥暗示功效、颜色功效、形态功效、配伍功效、消化末功效等多种奇妙的功效。

八功效作用：重、腻可镇赫依、调黄水。寒、钝可清希拉、血热。轻、糙、热、锐可祛巴达干、燥黄水。

轻、糙、寒可生赫依、增黄水。热、锐、腻可生希拉、增血热。重、腻、寒、钝可生巴达干、伤黄水。

（三）药物效能

药物效能即柔、重、温、腻、固、凉、钝、寒、和、稀、燥、淡、热、轻、锐、糙、动等十七效能。可克制赫依、希拉、巴达干 20 种秉性成分。

二、药物本性功效

下面将药物本性功效以珍宝类药、石类药、土类药、树类药物（树根、树干、果实、树脂等）、草本类药物、动物类药物等的功效简单分类介绍。

（一）珍宝类药功效

金可延年益寿，促进老年人健康，清除宝毒。银可燥黄水与脓血。红铜可燥脓，清肺、清肝热。铁可除肝毒、眼病及消浮肿。绿松石可解毒、清肝热。珍珠可疗脑髓外流，清除毒症。珍珠母功效与珍珠相同。海螺燥脓、收敛，清骨热。珊瑚可清肝热、脉热、毒热。

（二）石类药功效

代赭石雌雄两者可外引黄水、燥黄水，固骨脂，接骨，疗脑。白赭石、纤维石、针铁矿功效与此相同。炉甘石可清肝热。磁石可取箭，疗脑、骨、脉病。绿玉髓可接骨，疗伤，生肌。蛇菊石可清骨热。猴头石可接骨，引黄水。石燕可接骨，生肌。青石棉、密陀僧、阳起石可使骨色荣光。方解石可疗脑，引黄水，朱砂可固脉，强骨。脑石可敛脑，生肌。黄丹可止腐。水石可接骨。胆石可止血。锡矿石可生肌。雄黄、雌黄可除腺瘤，止腐烂。煤石可取箭，止血。钟乳石、石棉、蓝闪石可疗筋脉。黄锌矿石可敛疮，除眼疾，祛狐臭。银朱敛疮，清肺、肝、脉热。长石及红土可除眼疾，除骨热，燥黄水。寒水石可止泻，清巴达干热。石灰石可祛胃积巴达干。滑石泻脉病，尤其利疮伤。

（三）土类药物功效

海金沙可治肾病，尿闭等。禹粮土可清脉热，疗伤，燥脓，疗烫伤。火硝可消石，破结石、破痞块。芒硝可助胃火，断痞病。碱花可去腐，消食。黄色硫黄可燥脓血，疗疑难病。黑矾、白矾可祛腐，破痞。胆矾可除痈，破痞，退翳。石花可解毒，清热。五灵脂清一切热病，尤其清胃、肝、肾热，赫依性腿僵、滋补之上品。白硇砂可泻脉，解毒，杀虫，疗炭疽，去腐生肌，通尿闭。光明盐可除巴达干赫依及不消化。食盐功效与光明盐相同且利眼疾。紫硇砂与卤盐可助胃火，治腹胀满、肠鸣、纳呆，祛巴达干赫依。角盐与灰盐可驱腑寒。皮硝可化血，引伤处黄水。硼砂可疗伤，化血瘀、脉泻。哇嚓可镇瘿瘤。

（四）树类药物功效

树类药物功效包括树根、灌木、树枝、树皮、树脂、树精华、种子等。冰片独自能清炽盛热。白檀香可清肺、清心搏热。紫檀香可清血热。沉香清命脉与心脏之热。天竺黄可除一切肺病，疗伤热。红花可除一切肝病，锁脉门止血。豆蔻可驱肾寒。肉豆蔻可镇赫依，医心病。丁香可祛命脉病、寒性赫依等。草果可驱脾、胃寒。蓝盆花可清肺、肝之热。木棉花萼、花瓣、花蕊可清肺、心、肝之热。香旱芹可清肺热。黑种草子可祛肝寒。蛇床子祛胃寒。茼麻子可医皮肤病及黄水病。决明子功效与此相同。木鳖子可清腑热及希拉热。丝瓜子可清希拉。地梢瓜可清希拉，止热痢。

葡萄可清肺，泻火。芜荽子可清胃巴达干热，止渴。沙棘可滚痰，破血，断巴达干。柿子可清胃巴达干热。石榴可医胃病，助胃火，祛巴达干寒。白胡椒可祛巴达干寒。荜拨可驱寒。高良姜可助胃火，引食欲，祛巴达干，镇赫依。山柰可祛巴达干、镇赫依，化瘀血。小米椒可助胃火，疗水臌，治痔疮，驱虫，瘰疬疮。肉桂可健胃、肝寒性赫依。芡实助胃火。阿魏可驱虫，驱寒，镇心赫依。酸藤果可驱虫，助胃火。肉托果可驱虫、杀虫，去腐生肌，清胃瘟。白云香可燥黄水。黑云香可医瘰疬疮、炭疽、粘刺痛。没药可疗骨质疏松、燥骨黄水。

诃子除咸味之外具备五味，因此可助胃火，消食，平息赫依、希拉、巴达干所致一切疾病。诃子有五种，即尊胜诃子、无畏诃子、甘露诃子、增长诃子、干瘦诃子。尊胜诃子如葫芦尾一样，治赫依、希拉、巴达干及聚合病。无畏诃子具五棱，利眼疾，驱怪病。甘露诃子肉多而厚，可使瘦者变胖。增长诃子圆形如宝瓶，能医各类伤。干瘦诃子皱纹多，可医婴儿希拉病。川楝子可祛巴达、燥干黄水。栀子可清巴达干希拉热、血热。刀豆、广枣、黎豆可清胃、心、脾热。芒果核、蒲桃子、大托叶云实皆利于肾病。土木香可清赫依热。川木香能清巴达干热。广木香可散赫依血，医胃胀、肺病、白喉，去腐生肌。姜黄可解毒，清粘，去腐生肌。菖蒲可治不消化病，助胃火，医白喉、炭疽。石斛可止吐，清巴达干热。白、紫钩藤可清热。白附子、黄芩、麦冬可清瘟疫，解毒，清希拉热。褐紫乌头、关白附可解肉毒及草乌之毒。甘草可疗肺病及脉病。苦参、悬钩木可清赫依热。紫悬钩木与此相同利于瘟疫。当药是清希拉之佳品。瞿麦为清血热之佳品。木通可清肺、肝及腑热。拳参可清瘟疫、肺及脉热。杜仲可接骨，清骨热。松节可祛巴达干赫依，寒性黄水。黄柏可敛毒，燥黄水。文冠木可燥恶血及黄水。娑罗子是催吐佳品。巴豆、漆树膏乃强泻药物。腊肠果可清肝病，缓泻之。葫芦籽、五味子、茯苓、橡子可止泻。

（五）草本类药物功效

胡黄连可凉血，清搏热及脏热。漏芦花可清瘟疫，解毒，清陈热。丹参可清血，医宝如病，清脉热。秦艽花可清腑热及希拉热。虎耳草可清肝、胆热。香青兰可清胃热、肝热。红直獐芽菜、肋柱花可清希拉热。北沙参、桔梗可清肺热。金腰草可泻希拉。乌奴龙胆可解毒，清热，止泻痢。囊距翠雀花可医疑难病、毒热及疫热。绢毛菊可医颅骨裂伤，解毒清热。耧斗菜催下死胎，除铁器伤。独行菜可医体腔黄水，医颅骨裂伤、骨质疏松。独一味可治骨质疏松，外引黄水。百合可医头伤，解毒清热。棘豆可敛疮，杀黏，解毒清热。白花龙胆可清咽毒热。三七可敛疮，解毒清热。棱子芹、马钱子可解毒。旋覆花可医颅骨裂伤，燥黄水。蓝刺头可医骨折，骨质疏松。绿绒蒿功效同上。松萝可清肺、肝、脉热，解毒清热。马先蒿可敛毒，祛肉毒。红纹马先蒿、水葫芦苗可引水消肿。玫瑰花清希拉，镇赫依。花木蓓可疗伤，清肺病。葶苈子清肉毒及搏热。茵陈可除肺病。青蒿清咽喉热、肺热。山刺玫清毒热及肝热。刺柏叶可清肾热，医炭疽。黄柏花及籽可止泻。商陆可驱虫病。素馨子籽与此相同。马蔺子能杀虫，解痉挛。人参可敛毒，杀黏虫。木贼可敛体腔疮伤，利目。益母草能消翳障。角茴香清疫热及毒热。天南星驱虫，除骨刺。杉叶藻清肺、肝、脉热。地锦草引脓血、黄水。鸡冠花可止女子月经。葫芦巴燥肺脓，止泻。川贝母、糙苏可医胸口发热，风寒感冒。金莲花可敛伤，疗脉腐。卷丝苦苣苔可解毒，止热泻。石韦可敛疮，燥脓，骨质疏松。草木樨、撷草清陈热及毒热。黄连燥水，清瘟。羽叶千里光可敛疮，接脉，止小肠刺痛。蓍草可消肿，破内痈。紫菀花清毒热及疫热。小白蒿可止血，消关节肿。塔黄燥黄水及消水肿。沙蓬清疫毒热及肾热。齿缘草清瘟热。光野苦荬菜清希拉热。槲蕨、水柏枝可解肉毒、配伍毒。枇杷叶、紫草茸、茜草清肺热及肾伤热。冬葵果通尿闭，止渴，止泻。圆叶报春敛疮。锦鸡儿根可清肌、脉热。苏木化血瘀，清血热。枸杞子可清心热，医妇科病。宽苞棘豆可消水肿，浮肿。荆芥疗伤燥脓，驱虫消肿。麻黄止脉血，清肝热。蒺藜子清肺热、肾热。阿尔泰紫菀清疫毒，除宝如，清脉热。齿苞黄堇可解毒，消关节肿。篦齿蒿可清希拉病和目黄。叉分蓼可清大肠、小肠、腑热。远志疗肺，引肺脓。沙芥清肉毒。角蒿能医耳病，泻利鼓胀。沙生槐子清希拉。银莲花可断腐，助胃火，引黄水。毛茛、铁线莲与此相同。照山白祛巴达干，医热寒交错。小茴香清赫依热、毒热，利眼疾。车前子、狗尾子、翠雀花止泻。荠菜止吐。手参可强身，益精。囊吾可清希拉。飞廉可祛巴达干。中尼大戟、狼毒可泻热、寒症。蓝钟花泻黄水，京大戟泻希拉。大黄泻毒热、腑热、巴达干。酸模泻黏，燥疮。瑞香狼毒可疗痈，泻黏。玉竹可燥黄水，驱腰肾之寒。天冬门、黄精可延年益寿，燥黄水。紫茉莉可医下身寒，燥黄水。蒺藜可医尿频、风湿、肾病。

（六）动物类药物功效

动物类药物功效分为角、骨、肉、血、胆、脂、脑、皮、爪、毛、尿、粪、整体等十三种。

角类：印度羚羊角可燥体腔脓血及黄水。狍角及鹿角也与此相同。藏羚羊与黄羊角可止泻。鬣羚角、公羊角可催产。野牦牛角可助胃火，破痞。盘羊角可清瘟疫。

骨类：颅骨可燥黄水。陈骨煅灰可清除陈旧热缠身。髋骨能医炭疽。龙骨可疗腐，治瘰疬。虎骨可治骨质疏松。贝齿灰可止血，燥脓血。雷击身亡者之骨能医肠瘟。猪骨可清宝如。绵羊骨可清赫依病。刺猬骨可止血。猴骨可催产。蜗牛骨可杀虫，泻水肿。奇蹄类骨骼可燥黄水。

肉类：人肉可医痈、赫依、毒、黏病等。蛇肉可散结，通滞，明目。秃鹫肉可助胃火，破痞。孔雀肉可医黄水，解毒。大云虎肉可清肾寒。水獭肉可通尿闭。旱獭肉可治肝损伤和骨裂。山羊肝医治眼疾甚效，以及其五脏相对应治疗脏病。狼胃可助胃火，治不消化。狼舌可消肿。猪舌可清骨刺。狗舌敛疮。驴舌止泻。公羊睾丸补益。狗鞭催胎衣。狐狸与燕子的肺能医肺痨。熊肉止吐。树麻雀、麻雀、丽斑麻蜥可生精。雁肉可医抽筋。

血类：鹿血可杀虫，止经血。山羊血可医梅毒、天花。野牦牛血及藏羚羊血能止泻。猪血敛毒，敛宝如病。驴血可清关节痛、关节黄水病。鸡冠血生肌，治骨质疏松。月经血可止血，生肌。

胆类可止血，祛腐，生肌，解毒，利眼。

脂类：蛇脂治箭伤。鹿脂可杀虫，防毒害。猪脂敛毒，治癣。人脂可镇赫依、除癣。牛黄可清瘟疫热、毒热、肝、腑热。麝香可医毒、虫、肾病、肝病、黏症。熊胆可锁脉门止血，祛腐生肌，尤其利眼。

脑类：山羊脑疗筋脉断。绵羊脑治眩晕、昏厥。麛脑可止泻。兔脑可镇肠刺痛。人脑消肿，燥黄水。

皮类：蛇蜕医白癜风和癣。印度羚羊皮及大象皮可杀天花毒。鼠皮外引各种脓肿。

爪类：穿山甲爪清骨热。驴蹄通尿闭。马蹄可破痞。马距医抽筋。

毛类：孔雀翎解毒，燥肺脓。鸬鹚羽毛医尿闭。长耳鸮翎可除水肿。鼯鼠翼能医阴道病。公盘羊毛可医毒。公山羊阴毛治炭疽。

尿类：人尿能清黏病、虫病，清瘟疫。牛尿泻黄水，清陈旧热。

粪类：鹫粪助胃火，破痞，消肿。野猪粪医不消化，消粘疫，破胆痞。人粪破胆痞，解毒。马粪球杀虫，止赫依、希拉引起的呕吐。兔粪能泻水肿。狗、狼、松鸡粪可消肿。鸡、鼠粪可外引脓肿。鸽子粪可催肿化脓。

整体类：斑蝥能泻脉病。螃蟹、蝌蚪通尿闭。屁板虫、蜣螂治肠胃绞痛。独活虫止血。蜗牛可医脑髓外流。水鼠、河乌肉能解毒。沙蜥能杀虫，解毒。

第四章 诊 病 特 色

诊病包括诊察和分析两方面的内容。诊察主要通过问、望、触三诊，观察和检查患者的全面情况和现症的本质，以掌握诊病必需的依据。分析则对所获得的资料，应用"诊断十要点"从表测里，依证推病，进行分析归纳，不被表面现象所蒙蔽，鉴别出主次、实虚、真假并结合六基证和寒、热症理论加以总结，以作出正确的判断。

第一节 诊 病 原 则

一、探求病因病机原则

一切疾病的发生都有其致病的原因，因此，当诊断某一病症时，首先必须找出其根源。病因虽然包括内外致病因素，但它们互相有极为密切的关系，很多疾病的发生，往往是内因为其根源，而外缘则只为其条件。人体内因为三根和血、黄水、虫，当受到外界的某种不良因素的影响，则失去相对于平衡状态而导致病变。探求病因是对疾病进行细致观察和深入探究并得出正确诊断的一种措施，它对预防疾病和辨证施治具有重要意义。

二、判定发病部位原则

人体发病后，其某一部位或器官不免受到损害。就疾病的侵蚀、发展而言，有以下八个方面的进程，即散布于皮肤，扩展于肌肉，窜行于脉道，渗透于筋骨，降于脏器，坠落于腑，侵于五官，犯于肢体。

三、以证候鉴别疾病原则

患者身上所出现的证候，是反映病症本质的必然现象。如由三根所引起的病变则必出现偏盛或偏衰以及包括两者的功能紊乱的证候。为此，应对发病时间、病变部位和出现的症状等加以细致观察和了解，争取作出正确的诊断。由单一原因所引起病症叫单纯性病，二证相合者为合并症，三种或三种以上疾病同时并存则为聚合症。

四、用药物及饮食探测疾病原则

在疾病的观察阶段或在初步诊断的基础上进行治疗时，在病者身上必然出现对所投之药物和饮食以及外治术等适应或不适应的反应。根据情况可以观察到患者对哪些奏效而哪些无效甚至使病情加重等情况，从而也能进一步了解该病的本质。

三诊是对疾病综合性的诊察方法，三者不能有所偏废，还要附之以按诊、听诊和嗅诊，作为辅助诊察方法。如果单凭某一诊，或者忽略其中的任何一诊，就不会获得疾病表现的全面资料，就不可能掌握疾病发生、发展和变化的规律，从而也就很难做到正确的诊断。所以说，三诊是辨证的基础，是对疾病诊断的最基本方法。

第二节 问诊特色

注重病史和现病史两个方面。

一、病 史

病史包括家族史、既往病史、个人史、地区特点、环境条件、生活习俗、饮食习惯、工作性质以及成年女性月经、白带情况和生育情况等。

二、现 病 史

现病史包括发病情况、发病部位、发病性质、发病时间、利害条件等方面详细询问。

1. 发病情况

发病较急性则有血、希拉引起，发病缓慢一般多有巴达干引起等。

2. 发病部位

头胸部病巴达干性较多，身体中部病希拉性较多，髋部以下病赫依性较多等。

3. 疼痛性质

疼痛较剧烈，且较固定，多伴有发热则为血、希拉引起；隐痛、钝痛多由巴达干引起；疼痛不固定或阵发性多由赫依引起等。

4. 发病季节与时间

结合四季疾病的蓄积、发作，平息规律和白昼与夜间病情的变化进行询问。如赫依性疾病多为春末蓄积、夏季发作，秋季平息，昼夜之末（3~6时）也称黎明和午后及饥腹时病情加重；希拉性疾病则多在夏季蓄积，秋季发作，冬季平息，昼夜之中（11~2时），也称中午和午夜及食物消化时病情加重；巴达干性疾病则冬季蓄积，春初发作，春末平息，昼夜之始（7~10时），也称午前和傍晚时分和饱食后加重。

5. 利害条件

询问药物、饮食、起居和季节等对疾病有利或有害。如对油腻营养性条件症状缓解，可判断为赫依性疾病；对大米粥、牛奶酸奶等清凉条件症状缓解，可判断为希拉性疾病；对开水、新鲜鱼肉等易消化和轻温条件症状缓解，可判断为巴达干性疾病等。

因病人的生活区域不同，天时地理风俗各异，发病情况也就有所不同。如在我国北方高原地区寒性黄水病、胃病、新瘀病较多见，而疟疾、痢疾等疾病则常见于南方。人们的居住条件与疾病的发生和变化有着密切关系，如寒冷住处易诱发寒症，热而干燥住处易诱发希拉病，潮湿住处则易诱发巴达干病。

起居方面，询问是否常易使三根失调之住处的温热、寒凉、潮湿、干燥，劳作、言语过度或不及，精神、心理活动等情况。对突发病则询问是否有过极度恐惧、受凉或情绪过于激动等情况。

第三节　望诊特色

一、观察身体外表

观察身体外表即根据患者精神状态、形体、姿态以及局部情况的异常变化推断疾病情况。人的体质与疾病有着密切关系，如希拉偏盛体质着易患热性病等。人体外部与腑脏的关系极为密切，如面部和舌部变化，可以反映出人体脏腑各部变化。生命活动总的外在表现为精神状态，通过观察病人的精神状态，意识活动，动作是否协调，反应的灵敏程度等来判定脏腑气血的盛衰和疾病的所在及预后。

二、观察颜面色泽

观察颜面色泽即望面部的色泽、气色。面部的颜色和光泽，是脏腑气血的外荣。如人体一旦发生疾病，其面部的色泽，就会相应改变。人体内之精华特别是精液之至精华聚于心脏，由心脏运输送于全身各部，以起补益正精，丰泽颜色之效。因此，可根据不同的色泽的表现，以测知脏腑功能的盛衰和疾病的部位及发展变化。但由于居住环境、季节、气候、职业以及种族的不同而造成的面部改变，都不属于病色，诊查时应予以注意鉴别。如色泽暗沉、苍白、枯槁、面色青黑等均为不健康色泽。色赤多为热病，面色白多为寒症所致。面色发绀，颊部粗糙多为赫依病和心脏陈疾。小儿胸部有热是 两颊潮红，口唇发白。病人原来面色暗沉、枯槁，精神已经衰极，言语低微不清，病情转入危重阶段，突然转为两颊红晕如妆，精神转佳者为死亡之预兆。

第四节　尿诊特色

尿诊特色即指对病人尿液从热时、温时和冷却时三个时间去观察其颜色、蒸汽、气味、泡沫、尿渣、浮皮、变化时间、变化情形、最后颜色等九项指标，称诊尿三时九律。

一、尿诊注意事项

（1）尿液受饮食的直接影响，故在观察尿液前一天禁忌酸奶、奶酪、酒等饮食和影响尿液颜色的药物等。
（2）取尿液之前忌饥渴、热和出汗等。
（3）取尿液应在空腹时取中段尿。
（4）盛尿器皿应为宽口狭底，500ml 白色玻璃杯为宜。
（5）观察尿液实验室为相对恒温为宜。

二、诊 尿 方 法

诊尿三时九律：刚取尿液至 20 分钟为热时，立即观察颜色、蒸汽、气味、泡沫四项指标；20 ~ 100 分钟为温时，观察其尿渣及浮皮情况；100 分钟以后为已冷却时，观察尿液颜色等的变化时间与变化情形以及变化之最后颜色三方面进行观察。

三、疾 病 尿

1. 六基证尿

若尿液如沼泽之水，清而稀薄，色青，蒸汽小而蒸发快，有铁锈或蜂蜜之气味，泡沫色青而大，尿渣如马羊绒毛之散布于水中，取之无物者为赫依病之尿象。希拉病之尿色如黄柏汁或酸模汁，蒸汽蒸发时间长，有油或肉类之燎糊味，泡沫色黄而细小，迅速消失，尿渣如絮之撒于水中，中部多而四周少，且遮掩器底。巴达干病尿，乳白色，蒸汽小而蒸发时间短，有变质腐败食物之气味，泡沫如唾液如水状，长时间不易消失，尿渣如白毛，初视之不易辨清。血病尿，色红，蒸汽大，尿渣厚而棕红色，底部沉淀类似胆汁渣样物。黄水病尿，色黄，气味小，有泡沫但消失快，尿渣稀薄。虫病和黏病尿变化多端，较难辨别等。

2. 诊尿判断病位

根据尿渣在尿中所在的层次，可以推断病变的部位。尿渣若位于尿液之上层者，为心脏以上的疾病，如心、肺等。若位于尿液之下层者，为脐以下的疾病，如肾、大小肠、膀胱、生殖器病等。若位于尿液之中层，为心至脐部之间的疾病，如肝、膈肌、胆囊、脾等。

3. 热病尿

当尿液自体内排出，温热时，赤或黄色，质较浓稠，气味熏人，蒸汽大而历时久，不易散失。泡沫小而色黄，迅速消失。浮皮较厚，尿渣在尿液中纷纷翻腾。在温度未消，蒸汽未散之前，即行转变，尿色转深呈紫色，尿之质地转浓，可诊断为热性病。

4. 寒病尿

尿液热时，呈白或青色，质稀薄，蒸气及气味较小，泡沫大而消失迟缓，浮皮及尿渣均较稀薄。转变缓慢，迨尿液冷却后才开始，转变后之尿色青而质地亦稀薄，可诊断为寒症。

5. 易于误诊的病象尿

由于疾病变化多端，故在临床上常可见到异常乱象尿，错综复杂，稍一疏忽，可致误诊，现就较常见情况列举如下：

（1）如尿液色白或青，气味大、泡沫多，似为寒症，但尿渣甚厚可知深处蕴有伏热，此为假寒实热之症。与此相反，如尿色金黄，似为热症，但气味小而不出现尿渣，其性质实为寒症。

（2）具有热病之各种尿象，而尿液温度及蒸汽消失后才缓缓地开始变化，或具有寒症之各种尿象，而尿温及蒸汽尚未消失之际，即可迅速变化者为隐伏热病。虽具有红或黄色等热病之尿象，若无泡沫出现，为热邪内陷之症。若具有青或白等寒症之尿象，而不出现泡沫者，为迁延较久的寒症。热症尿象浮皮厚者为正精被热所烧溶之象。寒症尿象浮皮厚者为精华未消化之象。

（3）九种容易误诊之病：如空虚热、血热、肾热、肝热与脾热等五种病之尿均红色，故易于误诊；宝如巴达干病和黄水病之尿均稠而色紫，故易于误诊；隐伏热、巴达干赫依合并病之尿均呈青色，故易于误诊。

（4）三种易于误诊之尿色

红色：虚热、血热、肾热、肝热与脾热病之尿，虽均为红色，但虚热之尿象色红而清澈稀薄并有少量大泡沫；血热之尿色红而浑浊而浓稠，尿渣多，蒸汽大而泡沫小；肾热之尿象为色赤或浑浊不清，尿渣沉淀于尿液之下层；肝热之尿象为黑红色，或淡红色，尿渣遍布而清；脾热之尿象呈绿红色或红而清澈，尿渣位于尿液之中部。

紫色：宝如巴达干病和黄水病之尿象，虽均为紫色，但包如巴达干病之尿象稠而色紫，浑浊如朦雾状；黄水病之尿象色虽紫，但较清。

青色：隐伏热、巴达干赫依合并病之尿象，虽均呈青色，但隐伏热病之尿象泡沫小而消失迅速，尿渣浓稠；巴达干赫依合病之尿象，虽均作青色，但泡沫大而消失缓慢，无尿渣。

第五节　脉诊特色

一、诊脉前的注意事项

（1）诊脉最适宜时间：早晨朝阳初露时最为适宜。因为此时患者尚未起床活动，饮食未进，没有呼吸到外界寒气，体内温度未散失，赫依血平稳之际。

（2）禁忌在患者饮食过饱或过度饥渴，烟酒后，悲伤和心急等时诊脉。

（3）男患者先诊左臂脉，女患者先诊右臂脉。

（4）诊脉时令患者端坐，置手臂与心脏水平位或令患者卧床位。

二、疾　病　脉

疾病脉即反映疾病的脉象。病脉概括为总脉、分症脉两大类。

1. 总脉

按疾病的本质进行分类的脉象。可归为寒、热两大类，热症脉象、寒症脉象各六种，共有12种。

（1）热症六脉象：实、滑、紧、数、洪与弦。实脉是应指无虚而幅强，三部举顺按皆有力而坚实。此种脉象多见于增盛热、骚热症。滑脉是如珠应指，指下有流利圆滑的感觉，此种脉象多见于血热症。紧脉是脉来绷急，强按不止，状如牵绳转索，此种脉象多见于希拉热症和心热症。数脉是来去快速，一息六次，此种脉象多见于瘟热、炽盛热和毒热症。洪脉是洪大有力，脉道宽阔，此种脉象多见于赫依、血相搏和宝如热症。弦脉是硬而端直，按之不移，此种脉象多见于伤热症。

（2）寒症六脉象：微、弱、虚、迟、沉与芤。微脉极细而不显，若有若无，此种脉象多见于寒痞症。弱脉极软而沉细，指下有赫依、血运行艰难之感，此种脉象多见于浮肿症。虚脉三部举止皆无力，指下空虚，此种脉象多见于寒痞症。迟脉是来去迟缓，一息二到四至，此种脉象多见于寒性黄水证、巴达干证。沉脉是轻取不应，重按始得，此种脉象多见于寒性水肿与水臌。芤脉是浮大而软，中空，此种脉象多见于单纯性赫依证。

疾病的发生、发展和变化是复杂的，在脉象上的反应也必然是多方面的，因此，在临床上遇到的单一脉象极少，在一个病人身上见到的脉象多为两种或两种以上。热症六种脉象中之两种相兼者为搏热，三至四种相兼者为大热，五至六种相兼则极热之证。寒症六种脉象之相兼出现大概如此。

2. 分症脉象

以病种进行分类的脉象。疾病的本质虽然归纳为寒热两大类，但因临床和科研等需要，亦做细分。如分为单一证、合并证、聚合证、寒病、热病之脉象。

(1) 基证脉象共六种。即赫依性疾病的脉象如脉管充满气体，粗大而空虚，有时出现间歇。希拉性疾病的脉象为细、紧而数。巴达干性疾病的脉象为沉、弱而缓。血症之脉象搏动高突而滑利。黄水病的脉象为震颤而有血行艰难之感。虫病之脉如被扭曲作扁平状向两侧跳动。

(2) 合并证脉象共为三种。即赫依、希拉合并症之脉象虚而数。巴达干、希拉合并症之脉象沉而紧。巴达干、赫依合并症之脉象虚而缓。

(3) 聚合征脉象共一种，其搏动粗壮满实而关脉则微。

(4) 病理、病变热型脉象六种。未成熟热之脉象细而数。炽盛热之脉象弦而紧数，按之愈强。空虚热之脉象芤而浮数，压之呈空虚状。隐伏热之脉象脉低弦而紧。陈旧热脉象细而紧。浊热脉象沉细而数。

(5) 外缘性热症脉象四类：震伤热脉象细紧而弦。骚热脉象粗实而弦数。疫热脉象细而数；黏热脉象指下有扭动之感，时强时弱，时虚时芤；白喉病脉象弦而底紧，并有作颤感；炭疽病脉象浮而底紧；急刺痛症之脉象短促。配伍毒之脉象粗而强或沉而不显，交替出现，诊断较难；食物毒之脉象细数而成扁平状，沉而不显。

(6) 受伤热脉象：伤热脉象粗、弦而数。头部肌肉受伤者寸脉洪大。颅骨受伤者关脉紧。脑内受伤者尺脉数而作颤。脓疡脉象作颤而细数。

(7) 寒病脉象共为六种。即痞症脉象微而虚。不消化病初期脉象跳动粗大而弦。不消化陈旧则脉细而无力。浮肿病脉沉。水肿病脉细。水臌脉象弦而沉底且紧。

(8) 吐泻病脉象四种：寒性呕吐症之脉象寸脉无力。热性呕吐症寸脉有力。寒性泄泻症之脉尺脉无力。热性泄泻病脉尺脉有力。

3. 脉象鉴别

在诊脉时，由于脉象繁多，易于误诊，故临证时必须注意鉴别。其注意点有二，其一，要鉴别正常脉与病脉共有的脉象，即雄脉之坚粗与热症之实洪相鉴别；雌脉之细数与热症之紧数相鉴别；孕妇之突滑与血症之弦滑相鉴别；中性脉之长而柔和与寒症之缓弱虚相鉴别。其鉴别的主要特点为正常脉象虽粗但跳动柔和，而热症脉象之洪则跳动显紧；正常脉象之坚为有力而柔软，热症脉象之实为有力而硬实；正常脉象之细为脉道虽细但跳动柔和，而热症脉象之紧，不论相兼任何脉象一定为滑；正常脉象之数与热症脉象之数虽然相近，但跳动幅度和力量则有所不同。正常脉象之长而柔和及跳动幅度长而脉道粗大，而寒症脉象之缓弱则搏动迟缓而力量微弱。孕妇脉象之突滑及搏动滑利而两侧尺脉不同，血症脉象之滑弦则脉弦如弓弦绷展，搏力强大而突起

其次是应注意易致误诊之脉象，如血脉与赫依脉，均为空囊浮于水面之状，往往混淆难辨。但若细致审查，则血病之脉上浮而紧，能经得起按压，赫依病脉象，上浮而空虚，不耐按压，两者之不同点即在于此。炽盛热与空虚热之脉象，如仅从脉搏快数方面诊察，每易混淆不清。但炽盛热之脉洪紧有力，能经受按压，而空虚热之脉，压之呈空虚状，两者区别即在于此。巴达干病

与陈旧性血症之脉象，从同是沉于深部的方面来看，易于混淆不清。但仔细审查，则巴达干脉弱而无力，陈旧性血症之脉压之有力，微呈粗状，两者有别。

三、小儿脉诊

小儿可取腕脉、手指脉、耳脉进行脉诊检查。

1. 小儿腕脉诊脉

由于小儿腕部较短，检查者一般只用食指把脉即可。初生婴儿脉搏 130～140/分，幼儿 80～85/分。过快为热病象，过慢为寒病象；脉象浮而力壮为心、肺等脏器热象，脉象沉而底为不消化或巴达干寒症脉象。

2. 观察小儿手指脉象

习惯观察小儿食指外缘（拇指侧）脉象，即食指外缘浅静脉。食指第一关节为赫依位，第二关节为元气位，最后关节为生命位。正常时此脉不明显，若显著涨显而粗细不均则为病脉。

（1）若病脉象越过第一关节为病势较轻，越过第二关节为病势加重，越过第三关节为病势危重。

（2）若病脉象呈紫红色、粗细不均为伤风感冒和血热象；若脉象青紫、粗细不均为赫依血热；若脉象呈淡黄色而粗细不均为消化不良或巴达干热象；若脉象呈青黑色而粗细不均为饮食毒热；若呈墨汁样变黑则病情危重。

（3）若脉象过细则缺血或不消化病之脉；若脉象普遍粗宽则表明内脏热症。

3. 观察小儿耳脉

观察耳前后脉颜色、粗细和分布等。分耳尖部为上，耳垂部为下，中间部分为中。脏腑分配同寸、干、尺。若某一脏腑部分的脉象显著紫红、涨显或明显粗细不均则说明该脏腑热病；若脉象呈橙红色、粗细不均为希拉热象；若脉象呈淡青色粗细不均为巴达干热或赫依热或消化不良症；若脉象呈过细或不显为贫血象。

第五章　疾病本性辨证分析

疾病本性辨证分析是指对疾病本质属性进行辨证分析，做出正确诊断和治疗时必须遵循的基本方法。此乃蒙医学整体观与辨证分析，病因治疗为前提三大特点之一。其主要内容包括病因辨证分析、病性辨证分析、辨病十要点辨证分析三种。

第一节　病因辨证分析

病因辨证分析包括病因角度分析和症状与本性的关系角度两个方面内容。

一、病因角度分析其本性

蒙医学认为，无论疾病种类多少，均可以按其病因归纳为赫依、希拉、巴达干、血、黄水、虫等六个基本病证。其中前三者是由三根紊乱引起，所以称之为基本病因。中间二者为体素引起，所以称之为专门病因，后者为特殊病因。按其分类，可概括为单一症、并发症及聚合症。按其疾病属性，可归属为热、寒两性。如此高度概括疾病，全面分析，辨别其性质，是正确诊断的基本纲领。

二、疾病症状与本性的关系

一般情况下，赫依性疾病出现赫依症状，血、希拉性疾病出现热性症状，巴达干性疾病出现寒性症状，症状与本性是相互统一的。但在实际临床实践中，因外部客观环境因素的不同及病人的体质特性的不同，以及病因与疾病变化的复杂规律等实际情况的不同，热病似寒，寒病似热，一种疾病出现与性质相反的几种症状，或几种疾病出现一个典型症状等复杂现象时常出现。但，将病性分为热、寒两种，仔细分析观察，可将复杂的症状概括为真象与假象两种。对某一疾病做出初步诊断后，进一步深入观察，观察原疾病病因中是否存在诱发假象症状的因素。

通常，疾病本性与症状是相互统一，无矛盾的。症状应为直接反映疾病本性的"信号"。然而疾病本性与症状相互矛盾的现象，是由外部环境因素的复杂性及疾病本质特性两个方面作用的结果。

第二节　病性辨证分析

病性辨证分析即辨证分析疾病本性热、寒归纳过程中是否存在假象而误诊现象。

病性分析内容主要有表里俱热、表里俱寒、表热内寒、表寒内热四种。称此为辨病"实用四纲"。前两者为疾病本性与症状相符统一的平常规律，而后两者为疾病本性与症状相互矛盾的非平常现象。虽有多方面复杂因素诱发不同假象，但产生假象的原因可概括为症状假象、病名假象、治疗过程假象以及疾病疗效假象等四种。古籍中记载"以病名假象、症状假象、治疗方法假象、习惯假象、疾病好转假象等五种分析假象"。也称为"假象五大类"。下面将从四个方面分别论述。

一、症 状 假 象

在疾病发生发展过程中，因致病内因不同等特点，出现不同症状的平常规律乃普通现象。例如，在未成熟热时很少出现血、希拉偏盛的热象，却多出现畏寒喜暖、游走性疼痛、全身皮肤骨关节痛等寒性赫依症状。在消化不良性黏液瘀滞疾病时，很少出现巴达干寒性症状，却会出现口干口苦、嗳气不利难受至极、脉紧等热症假象。热病陈旧时出现寒症象，寒病陈旧则出现热症象等现象均为疾病病因本质特性的反映。

此外，因疾病外缘、病人体质特性、住所、时节、生活习惯、发病部位等的不同，出现疾病本性与症状相互矛盾的情况也很常见。例如，当赫依偏盛时由于其轻、动等秉性成分，煽动血热扩散而致出现口干舌燥，剧烈活动时赫依之穴位有刺痛等症状；同样，赫依扩散性希拉而致头痛，赫依夺希拉位而致的目黄，未消化所致的脉窍闭塞等，均属寒性病，却均表现为热症假象。

因发病部位的特性，也会出现各种假象。例如，心脏患热病，却出现心神不宁、睡眠不佳、战栗、脉搏不齐甚至精神错乱或晕厥等赫依症状。肾、三舍及膀胱患热病，却出现腰部发凉、疼痛、尿频、受寒或潮湿病情加重，温热条件缓解等寒性病症状；胃、大肠患热病，却出现食不消、胀满、嗳气、游走性疼痛、寒性条件病情加重，热敷治疗缓解等寒性假象。因此，应对症状进行深入分析，根据"辨病十要点"仔细辨别，避免由于假象所致误诊。

二、病 名 假 象

有些病名可给人一种误解而容易误诊。特别是痼疾症，由于蒙医理论痼疾症为寒性疾病范畴，所以有些热性痼疾症易于误诊。例如希拉痞、脏渗水臌、精微消化不良、脏痧、热致尿闭等，均为热性病，但由于"痞、水臌、消化不良、痧、尿闭"等病名而误诊为寒性疾病，用以热施，则会因四施性质与疾病性质相辅而热势越阈峰危及生命。

又如巴达干希拉或赫依希拉、赫依所致的头痛、赫依扩散希拉、寒性希拉、虚热、未成熟热等均为巴达干赫依偏盛或合并的寒性疾病，但由于"头痛、希拉病、热症"等病名而误诊为热性疾病，以凉施治，则会因四施性质与病性质相辅而寒势沉底，甚至致命。临床上不乏这种假象，因此必须明白一切疾病的本性，不因病名而误诊造成大错。

三、治疗过程中的假象

假象是指在治疗不同性质的合并症、聚合症的过程中，因缺乏对暂时的好转或加重现象的辨别而导致的误诊，称之为"习惯假象"。在治疗合并症、聚合症的过程中，虽然治疗方法无误对症，但出现似乎不对症的假象。例如治疗伏热时，虽应以凉性四施，但治疗初期，四施先与巴达干罩相遇，其性质相辅而出现不对症的假象。同样，虽然治法有误，但出现疑似对症的假象。例如，还是伏热，由于伏热外表出现寒象，故用热性四施治疗，虽不对症，但先与巴达干相遇，其性质相克而出现对症的假象。类似地，巴达干扩散希拉治疗应以温性四施，但治疗初期，出现不对症现象，寒性四施虽不对症，但却出现对症的假象。这是由于疾病本质与外表不统一特点所致。

所以，遵循合并症及聚合症治则或试治原则深入仔细分析。除此之外，某些治疗方法虽不对症，但可缓解某些症状，此时不能误以为疾病痊愈。有些治疗方法虽对症，但出现某些症状加重的假象，此时患者持怀疑，甚至医生自己也对暂时性复杂现象迷茫的情况时有发生，因此应特加注意。

四、辨疗效假象

此假象即指从证明的角度去辨别分析治疗末尾是否得到满意的结果，或者遇复杂变化等。其内容主要诊察以下四项中发生的某一项。即症状好转但病性未变；病性好转但症状未变；病性及症状均未改变；症状及病性均好转等。其中前两项为治疗末尾遇复杂变化的假象结果，中间一项为尚未得到疗效的阶段，而最后一项为已得到满意的治疗效果，故无假象。

（1）症状好转但疾病本质未变是指疾病本质未愈，却出现反变为他病的假象。其主要原因为虽诊断正确，但因具体治疗方法有误而未将疾病病性及患者实际情况相互影响关系妥善处理所致。如疾病虽为重度热性症，但因病情、年龄、发病时节、住所、病变部位等辨病十要点多具备巴达干条件者，因持续使用"四水"等重度寒性四施（凉性饮食与寒潮住所及衣裳等寒性起居，冰片等寒性药物功效的药，放血、泄泻等凉性疗法），而使热未清除却损及胃火而巴达干、赫依增盛，出现饮食消化不良、头晕失眠、脉搏迟或弱、尿色发青等寒症特征。或者慢性寒性疾病病人，体质特性、年龄、发病时节、住所、发病部位等辨病十要点多具备血、希拉条件者，因持续使用"四火"等重度热性四施（油腻热性饮食，温热住所及衣裳等热性起居，石榴、桂皮等热性药物功效的药，灸疗、火针等热性疗法），而使寒未祛除却因药物效能而使热散至脉窍，出现头痛、发热、脉搏数、尿色发黄等热症特征。上述两例即为疾病病性未愈，却出现反变为它病的假象，也是"十二反变"中的"原病未缓合并他症"变化的一种类型。总之，无论慢性寒症或热症慢性化的哪一种，只要四施治疗方法有误，均易出现反方假象的现象。

（2）疾病本质好转但症状未变是指疾病本质已愈，但症状仍然存在的假象。这也是因为未妥善处理疾病本质及患者实际情况相互影响关系而致。其包括"隐匿"三种假象疾病。例如某一寒症病人，体质特性、年龄、发病时节、住所、发病部位等辨病十要点多具备血、希拉条件，加之使用热性四施，在疾病寒性祛除的同时病人方面所遇热性条件及热性治疗相结合而使血、希拉迅速增多，使疾病本质变为热性，但外表寒象尚未消除持续存在，称"表寒实热"。若不仔细分析，继续使用热性四施，则如干柴烈火般使血、希拉热持续增多，烧及病人体素而致命。或者某一热症病人，体质特性、年龄、发病时节、住所、发病部位等辨病十要点多具备巴达干条件，加之使用寒性四施，如上述般病人所遇寒性条件及寒性治疗相结合而在疾病热势已清除的同时巴达干增多损及胃火，使疾病本质变为寒性，而外表热象尚未清除症状持续存在，称为"表热实寒"。此时若持续使用寒性四施，则会因火衰致寒痞或水臌等病。

另外，辨病十要点多具备赫依条件者，在治疗温性疾病时因过度使用凉性四施，在热清除的同时赫依增多，虽使疾病本质转变为赫依，但因赫依煽动余热而出现口干舌燥、身体灼热、疼痛加重、胸闷气短、脉搏加速等热症症状，称为"表热实寒"。若对这种假象不加以分析，继续使用凉性四施，赫依将持续增多，变为虚热而危及病人性命。

上述三则都是因疗效而使疾病本质好转，但症状仍持续存在的例子，也是"十二反变"中的"原病未缓合并他症"变化的一种类型。

（3）疾病本质及症状均未改变是指疾病未愈。这主要由于四施不足，因此应在分析病根与疾病实际情况的基础上找出疾病未愈的原因，将治疗原则与治疗方法相结合治疗。

（4）疾病症状及本质均好转是指症状与病性均恢复正常，是疾病痊愈的表现，所以无误。

第三节 从"诊病十要点"角度辨别分析

诊病十要点是诊断一切疾病本质所必须遵循的十项重要依据。

一、诊病十要点

疾病病缘、主证状（含脉与尿象）、发病部位、发病时节、环境住所、病人体质特性、年龄、生活习惯、体能元气、病情急缓等。

二、辨别分析简要

任何疾病的诊断，应均以此"诊病十要点"为依据，对疾病做出全面、具体的辩证分析，初步估测六基证中占主导地位的病症之后将疾病本质归纳为热、寒两类加以诊察。

1. 热病诊断十要点

（1）病缘方面，过食热、锐、腻性，酸、咸、辛味饮食，大怒、烈日下过度劳作等。

（2）主证方面，发热、反酸、搏动性疼痛或刺痛、正午、午夜或食物消化之时发病或病情加重，脉细、弦、舌苔黄、尿橙色、尿气味大等。

（3）病变部位为身体中部或血、希拉部位。

（4）发病时间为春季或秋季。

（5）病人环境住所为干燥或闷热。

（6）病人体质特性为希拉偏盛者。

（7）年龄为青壮年。

（8）生活习惯方面嗜锐、腻性，酸、咸、辛味。

（9）病人天生体弱或遇季节性体质减弱者。

（10）发病迅猛等。如上述促血、希拉热病缘中，满足一至三个条件，此病本质多为血热或希拉热偏盛，因此可诊断为本质及症状均为热性。

2. 寒性病诊断十要点

（1）病缘方面，过摄轻、烈、或重、腻性，苦、辛、涩味饮食，长期闲居或脑力劳作过度、心身意业缺乏等。

（2）主要症状方面睡眠不足或过多，骨关节酸痛或游走性疼痛，内外均感发冷，消化不良、心情不定或身心倦怠，昼夜末或昼夜初或饥饿进食时发病，脉虚或沉、迟，舌燥、糙或附白苔且柔、湿，尿色青、沫多或色白、气味小。

（3）病变部位为下身或赫依或巴达干之部位。

（4）发病时间为夏季或冬季。

（5）病人环境住所为阴冷或潮湿。

（6）病人体质特性为赫依或巴达干偏盛者。

（7）年龄为年迈者或年幼者。

（8）生活习惯方面嗜凉性或重、烈性饮食。

（9）病人天生体弱或遇季节性体质减弱者。

（10）发病急或缓慢等增盛赫依或巴达干病缘中，满足 1~3 个条件，此病本质多为赫依或巴达干偏盛，因此可诊断为本质及症状均为寒性。

以此为据，可对六基证及合并症、聚合症的病根及病性加以辨别分析。综上所述，"诊病十要点"具备血、希拉增多条件且客观诊察中血、希拉症状明显，则可推测"表里均热"疾病。反之"诊病十要点"大多为使赫依、巴达干增多的条件且客观诊察中赫依、巴达干增多症状明显，可推测为"表里均寒"疾病。但"诊病十要点"虽多为热性条件，却表现为巴达干、赫依症状以及"诊病十要点"虽多为巴达干、赫依增多条件却表现为血、希拉增多症状，则前者为"表寒实热"的假象病症，后者为"表热实寒"的假象病症。但因发病时影响疾病变化的因素错综复杂，因此诊断疾病时也不能片面墨守以上十要点，应结合疾病实际情况，全面、系统的分析，力求作到正确诊断。

三、辨病势十项守则

辨病势十项守则即指正确诊断疾病原则及治疗方法时的重要依据。从十项守则要点以及如何辨别疾病病势两方面来介绍。

1. 十项守则要点

受累及的器官情况、病位特征、病人体质特性、病人胃火情况、病人年龄、病人体能情况、病人生活习惯、病人住所情况、发病时季、疾病属性等十项。

其中前七项为病人主观方面对疾病病势影响因素，中间二项为自然与环境因素，最后一项为主观及客观影响的直接受累者——基本病证变化的结果。

2. 治则十项的解析

受累者为三根七素之哪个；疾病位于皮肤、肌肉、脉、骨、脏、腑之内、外、间何处；病人体质特性为先天特性之单一型、合并型、聚合型之哪个偏盛者；胃火为锐、钝、平、不平之哪个；患者为儿童、青壮年，还是老年；体能之先天性体能、时令体能、滋补治疗性体能哪个偏盛；居所为燥热、潮湿、燥湿合并之哪一个；发病季节为热、寒、雨季之哪一个；饮食、起居等生活习惯中对哪项嗜好，程度为大、中、小之哪个；病性为赫依、希拉、巴达干、血、黄水、虫之那个为主等。

一般情况下将以上十项守则中的情形一一分别诊察，根据其十项之多与少初步估测病势轻、重，以调整治疗原则。如以希拉性疾病为例，所累及体素为血，病位位于肝脏，病人为希拉体质者，天生胃火旺盛，病人年纪轻、但体质弱，生活习惯为嗜好与希拉秉性成分相宜的饮食及起居，住所干燥，发病季节为秋季，病因希拉偏盛等主、客观两方面因素均为增多希拉的条件，则可估测为重证希拉病。病人具备辨病势十项中 9~10 项，可估测为特重证，7~8 项为重证，具备 5~6 项为中度，具备 3~4 项为轻证。

通常在临床实践中，病情较复杂，病程中病情变化较多时，不仅要全面、深入分析辨病十项守则的有关因素，而且结合诊断病性的"诊病十要点"的有关因素也是非常有必要的。例如，诊察疾病虽位于肝脏但有无累及胆、胃；病因虽为希拉但有无合并其他病证；病人是否有既往疾病等，并仔细诊察病缘影响程度如何，病程的长短；疾病主要症状的多少、轻重等非常必要的。

第六章　论治疗原则与治疗方法

第一节　治疗原则

　　治疗原则系治疗各种疾病所遵循的基本法则，制定治疗原则必须坚持整体论，以诊察病性所得的全部材料为根据，将疾病病因、病缘、发病部位及时间、病根等不同主客观条件相互贯穿，以达到制定正确治疗原则的目的。病性的辨别诊断与病因治疗为前提在疾病的诊断与治疗过程中是相互联系的。对病性进行辨证分析的过程也是进行诊断的过程。这也是制定治疗原则的前提和根据。

　　蒙医学治疗原则内容非常丰富。古籍中共提到 47 种治疗原则。其中总治则 10 个，具体治则 6 个，详细治则 31 个。这些简要内容将在治疗方法概念部分中介绍。在此将治疗原则分为治疗总纲及具体治则两大部分。治疗病因为前提即为其精髓，也就是说，在蒙医学中，疾病的内因固然繁多，但都可概括为根本病因赫依、希拉、巴达干；专门病因血和黄水，以及特殊病因黏虫。因此，可将疾病所有症状综合诊察，分析并判断其属六基证中的哪一种，再按其秉性分为热和寒两性，制定治疗原则。如血、希拉引发的所有疾病均为热性，故治疗时应遵循使用与其病性相反的寒、凉性四施清热治疗的原则。巴达干、赫依引发的所有疾病均为寒性，故治疗时应遵循使用与其病性相反的温、热性四施祛寒治疗的原则。黄水、黏虫引发的疾病一般为凉性或两重性，因此治疗时应使用与其秉性相反性质、功效的四施治则。此乃治疗病因为前提的蒙医治疗原则与方法的主要依据。以此前提为指导进一步找出疾病根本变化，探究自因性疾病或他因性疾病等基本病变的综合病变规律，分析其内部联系，从不同角度诊断分析对此病变起主要作用的原因，并针对此病因制定治疗原则等均属治疗总纲范畴。此治疗总纲包含很多具体治则，因此在临床实践中具有普遍性及指导意义。在治疗总纲基础上，根据六基证各自特点及其秉性、病变部位、病势、病人年龄、病人体质特性、元气、生活习惯及发病时间等客观条件的不同，分析其内外联系，制定与疾病特点相辅的治则，属于具体治则范畴。此原则在治疗具有具体疾病时，起着治疗依据的意义。下面我将根据古、今相关书籍记载的主要内容结合实际临床经验，提出六个治疗总纲及八个具体治则。

一、治疗总纲

　　治疗总纲即遵循基证变化原因普遍规律的治则。将此总纲运用于实际临床工作时必须以蒙医学整体论为指导，辨别分析做出诊断，坚持治疗病因为前提的基本思想和根本要求。其主要内容包括疑惑症治则，确诊病治则，结合病势治则，疾病与四施相遇治则，相似病结合治则，结合疗效七要点治则。下面将此六种总纲以 69 条介绍于大家。

（一）疑惑病治疗原则

　　不能及时明确诊断或对诊断存疑时，必须慎重，应遵循如"猫盯老鼠"样试探性治则。即先可用汤药等进行试探性治疗，在治疗过程中，进一步明确诊断。包括疑似重证的治则，一般病疑惑的治则，外治术疑惑治则等三个方面。

1. 疑似重证的治则

即应先以重证处理的治则。

难辨是否脏腑之要害损伤，则先按要害被损伤治则治疗。

难辨是否传染性疾病，则先按传染病治则治疗。

难辨热病或寒症，则先按热病治则治疗。

难辨急性病或慢性病，先按急性病治则治疗。

难辨重证或轻证，先按重证治则治疗。

难辨黏毒病或普通病，先按黏毒病治则治疗。

难辨是否绝命九病之一，则先按绝命病治则治疗。

难辨是否突发五症之一，则先按突发症治则治疗。

2. 一般病疑惑的治则

先使用有利四施试探性治法，确为所疑疾病，则会出现好转表现，否则无明显改变或症状加重。

疑为赫依性疾病，则使用三骨滋养汤试治。

疑为希拉性疾病，则使用单味当药汤试治。

疑为巴达干性疾病，则使用四味光明盐汤试治。

疑为血热病，则使用单味瞿麦汤试治。

疑为黄水病，则使用白云香、茼麻子、决明子等量汤试治。

疑为胃胀及黏虫病，则使用五味嘎日迪丸试治。

疑为血刺痛或赫依刺痛，则予查干汤试治。

疑为配伍毒，则给予十三味收敛丸试探性治疗。总之，如上所述般使用试探性治法探明所疑疾病，而确定病性。

3. 外治术疑惑治则

在治疗过程中，对外治术是否对症有疑，则用"术前"准备代替外治疗法进行试探其疗效。若对症，症状则减轻，不对症，则无明显改变或症状加重。

怀疑灸疗或温针刺疗是否对症，则选择对该病有效穴位先行热油罨敷治疗。

怀疑针刺是否对症，则选择对该病有效的穴位先行按摩治疗。

怀疑冷罨及水疗是否对症，则先在病区放冰块试治。

怀疑沐浴疗法是否对症，则先让病人泡热水试治。

怀疑放血疗法是否有效，应选择放血穴位先行冷罨。

怀疑可否使用催吐法，则先服用蹄叶橐吾、飞连、藜芦各一份、石菖蒲、光明盐、荜拨各半份配伍 3g 煎汤。

怀疑可否使用泻剂，则先服用三味大黄汤。

怀疑可否使用脉泻剂，则先使用该病方剂一份，加胡椒、冬葵果子各半份、三子汤一份配合服之。

怀疑脓疡，则现在病灶使用空心针针刺探脓。

（二）确诊病治疗原则

经辩证或试探性治疗已确诊的疾病，应遵循"明处扬旗"治则，合理应用该病四施进行对症治疗。但必须把握以下四点：

首先必须对疾病病因、病缘、病根、病性、病势等全面了解。必须对疾病现有症状规律及今后发展趋势、疾病最终结果如何等有个可靠的判断。必须对疾病治疗全过程中哪个阶段采取怎样的治疗方法、哪些药使用多长时间，多长时间能够痊愈有个较清楚的治疗原则与方法的计划。如不能治愈，必须将为何缘故未能治愈或哪些实际条件不足而未能治愈等做好记录，通知病人或家属。

（三）疾病与四施相遇治疗原则

即针对疾病与病人实际情况正确使用四施，以治疗疾病的方法。通常由于病根、病人体质特性、年龄、体力、生活习惯、环境以及发病季节的不同，病情也各不相同。针对这种情况，正确应用四施进行治疗，对于疾病的治愈意义重大。总体上说，根据疾病和病人的内、外复杂状况进行调节时，应遵循"套烈马"样辨证调节，使疾病与四施相遇为治则。

1. 纠正治疗不当治疗原则

在疾病的治疗过程中，由于未能将四施与疾病合理相遇，会引起原病的慢性化或转变为他病，这时应遵循"海鸥猎鱼"样无误治疗的治则。

在治疗过程中，因四施效力过度，即使原病缓解，但可引发他病或转变为他病。即自身缓解而反变于他病。如治疗希拉病时，由于甘、苦味饮食和药物的使用过度，即使希拉病缓解，也会反变于巴达干或赫依，或者同时反变于两者，形成原病缓解反变于他病。治疗时应遵循更正四施的过度，采用着重治疗合并新症的治则。

在治疗过程中，因四施效力不足，使原病留有后遗症而久延不愈。应遵循"增加四施效力"，根除疾病的原则。

在治疗过程中，由于四施使用不当而致病性与四施之性相同，使原疾病未缓解而引发他病或反变为他病。即原病未缓而反变于他症。如治疗赫依病时，由于苦、辛味饮食和药物使用过度，使赫依未缓而反变于希拉或巴达干，或同时反变于两者引发并发症，甚至形成聚合病。治疗时，应分析病变原因，根据原病病势等具体情况，更正四施的不当，遵循疾病与施剂相遇治则。

2. 结合体质特性治疗原则

由于人们先天的体质特性不同，因此对某一种疾病条件的反应也各不相同。所以应注意以下四点，将疾病与四施加以对症。

对赫依偏盛体质特性者的治疗，应防止赫依增多而疾病扩散或累及心脏、命脉、小肠引起病变。

对希拉偏盛体质特性者的治疗，应防止希拉热增多累及肝、胆、小肠引起病变。

对巴达干偏盛体质特性者的治疗，应防止巴达干增多，致胃火下降及引起胃、脾、肾、膀胱疾病。

对聚合体质特性者的治疗，应注意热寒相搏以及三舍病。

3. 按年龄治疗原则

通常，随着机体年龄进程，三根与七素内部先天能力会产生一定变化。故应根据这一规律，注意以下三点加以调和。

儿少期，防止巴达干增多以及胃、脾、肺、肾等脏腑病。

青壮年期，防止血、希拉热增多以及肝、胆、小肠等脏腑病。

年老期，注意赫依增多，胃火下降，精微等体素衰退以及胃、心脏、命脉、肾、白脉、黑脉发生病变。

4. 结合体力治疗原则

人的体质直接反映着体内三根与七素功能。所以，对四施的反应也各不相同。故应注意以下三点治则。

体力较好的病人，四施效力应促，遵循强力除病的治疗原则。

体力中等病人，应遵循"迁就"样均衡四施加以治疗。

体力弱的病人，应遵循"照顾"样缓治、滋补的原则进行治疗。

5. 结合生活习惯治则

人们日常生活中的饮食、起居、外界影响等，直接影响体素的内部活动。据此，应注意以下三点治则。

嗜苦、涩味、轻、烈性饮食，身、语、意活动偏多，居住在风寒环境者，应遵循防止赫依、白脉病及心脏、命脉病的治疗原则。

嗜辛、酸、咸味、锐、热性饮食，居于燥热环境者，应遵循防止血、希拉热以及小肠、肝、胆病的治疗原则。

嗜苦、甘味、重、凉、腻性饮食以及居于潮湿环境者，应遵循防止巴达干、黄水以及脾、胃、肾、膀胱病的治疗原则。

6. 结合时令治则

自然气候以其热、寒、阴、阳效力不断影响人体内部的五源。故应注意以下四点：

春季应注意血盛且影响肝、胆。

夏季应注意赫依盛且影响心脏、命脉、小肠。

秋季应注意希拉盛且影响肺、大肠。

冬季应注意巴达干盛且影响肾、膀胱等。总之，热时，应注意血、希拉热盛以及黏虫感染；寒时，应注意巴达干、黄水偏盛以及胃、脾、肾病。

（四）结合病势治疗原则

1. 重证治疗原则

因重证病势重且发展迅速，对人体损害严重甚至危及生命。故在治疗时，应集中四施效力，遵循用饮食、起居、药物、外治术四施如"将狭路相逢的仇敌消灭"般迅速治疗为原则。例如，对巴达干赫依合并的大寒症的治疗或对"辨病十守则"所述多具备寒性条件的巴达干病、赫依病等重证寒症的治疗，应遵循集中热性饮食、起居、药物、外治术之"四火"之力立即除寒为原则。若未能及时将四施与病势对症治疗，尤其未及时用"四火"而寒势加重，则导致"寒病积沉于底"，甚至危及生命。对炽热症或"辨病十守则"所述多数具备热性条件的血希拉热或急性成熟热等重证、热症的治疗，应遵循集中寒性饮食、起居、药物、外治术之"四水"之力立即清热治疗为原则。若清热四施不足或未及时用"四水"而失去治疗时机，则导致热势加重，"热盛越峰"危及生命。

2. 轻证治则

应遵循用起居、饮食、药物、外治术，如"上梯"样逐步使用四施、柔缓治疗为原则。如感冒等的轻证应先进行起居护理，然后调节饮食之后再对症用药便会好转。若经此原则治疗未愈，可适当使用外治术。如果为立即治愈而四施过度则会因三根七素相互协调关系被破坏而成为"十二种病变"的条件，反变为他病甚至可能危及病人性命。

（五）相似病结合治疗原则

在治疗过程中，由于有些疾病的主因相同，或病变部位一致而使其症状相似，或混合出现的情况较多见。此类疾病应采取以下15方面相互结合治疗为原则。

（1）因赫依激荡、主脉赫依及心悸等三病的症状混合出现，在饮食、起居、药物、外治术等互利，故诊断治疗时应相互结合。

（2）癔病与赫依癫狂两病症状混合出现，在饮食、起居、药物、外治术等互利，故诊断治疗时应相互结合。

（3）赫依达尔干与肾达尔干两病症状混合出现，在饮食、起居、药物、外治术等互利，故诊断治疗时应相互结合。

（4）血性扩散希拉与肠宝如病两病症状混合出现，在饮食、起居、药物、疗术等互利，故诊断治疗时应相互结合。

（5）黄疸性希拉病、胆热、胆结石症等三病症状混合出现，在饮食、起居、药物、外治术等互利，故诊断治疗时应相互结合。

（6）消化不良症、胸口巴达干、火衰巴达干等三病症状混合出现，在饮食、起居、药物、外治术等互利，故诊断治疗时应相互结合。

（7）痛风、关节黄水、巴木病等三病症状混合出现，在饮食、起居、药物、外治术等互利，故诊断治疗时应相互结合。

（8）痞病与内痈疽两病症状混合出现，在饮食、起居、药物、外治术等互利，故诊断治疗时应相互结合。

（9）浮肿、水肿、水臌等三病症状混合出现，在饮食、起居、药物、外治术等互利，故诊断治疗时应相互结合。

（10）慢性支气管炎、呼吸不畅病、哮喘症等三病症状混合出现，在饮食、起居、药物、外治术等互利，故诊断治疗时应相互结合。

（11）肠刺痛与热泻两病症状混合出现，在饮食、起居、药物、外治术等互利，故诊断治疗时应相互结合。

（12）白脉赫依病与赫依抽搐、赫依麻木、赫依嘎日格病等四病症状混合出现，在饮食、起居、药物、外治术等互利，故诊断治疗时应相互结合。

（13）胃、肠痧症，消化不良性嗳气及肠梗阻等三病症状混合出现，在饮食、起居、药物、外治术等互利，故诊断治疗时应相互结合。

（14）膀胱、尿道热，前列腺炎、生殖器寒等四病症状混合出现，在饮食、起居、药物、外治术等互利，故诊断治疗时应相互结合。

（15）骨结核与骨痈疽等两病症状混合出现，在饮食、起居、药物、外治术等互利，故诊断治疗时应相互结合。如某种疾病不能被凉性四施控制，纠正其错误的即为温性四施，同样某种疾病若不能被温性四施控制，纠正其错误的则是凉性四施。

（六）结合疗效七要点治则

即在治疗疾病的过程中，观察疗效，调节治疗方法的原则。

通常，临床上疗效在外、内、隐三方面有多种表现。这可概括为以下七种症状作为诊断基本依据。即食欲与消化情况；身、意兴趣情况；元气与声色情况；精神与气色情况；疾病主证疼痛与脉搏情况；泪、痰色与量的情况；大小便及排泄物的情况。根据这些在以下三个方面调节治疗为原则。

（1）病势尚未缓解期的治则：病势尚未缓，治疗无效，则原病主要症状未缓解，出现脉搏异常，身体倦怠，恶心，乏力，声音不清且低沉，精神不振，五官神采减退。感知五位（形、声、嗅、味、触）感觉减退，消化不良，痰涕增多，二便无常或二便闭塞等病情加重症状。这是由于四施效力不足或四施之误所致。所以应遵循调节四施性质与效力为治则。

（2）病渐缓解期治则：病情渐缓，治疗有效，则某些症状消失或即使不消失也减轻，尤其原病主要症状有减轻等好转表现。此时，应避免四施过度，或不足，或错误，继续坚持本治疗方案为原则。

（3）恢复期治则：病情已恢复，治疗有效，则病之症状完全消失。此时，应停止使用四施或合理调节四施，注重饮食护理，根除病根，遵循"把握适度为治则"。

二、具 体 治 则

具体治则即遵循基本病证变化特点的治则。实际疾病的种类及其变化不计其数，但从蒙医学看法来说将其原因概括为六个基本病因范畴并将其秉性概括为热、寒两种。无论病根多么复杂，都可概括为单一症、并发症、聚合症等三种。以及无论发病部位有多少，都可概括为位于身及位于心两种。无论疾病症状有多不同都可概括为真象及假象两种。无论疾病治则有多少，但总体以治疗病因为前提。从这个观点来看，我们所说的治疗原则并不是将所有"具体治则"展开来讲，而是从概括的角度解释而已。在此将结合病程治则131、单一症治则51、合并症治则104、聚合症治则140、热病治则220、寒病治则101、脏腑病治则346、中毒症治则361等八个方面，按29条予以介绍。

（一）结合病程治疗原则

（1）病蓄阶段治则：此阶段为赫依等基本病变在本位隐伏、蓄积时期。故治疗应遵循发病之前，于其位先行治疗的治则。此阶段由于疾病的蓄积、病人企盼与其病秉性不适的效能物（饮食等）。如赫依蓄积期好腻、温效物、希拉蓄积期好凉、稀效物、黄水蓄积期好燥效物、黏虫隐伏期好寒、热之某效物。这是由于机体生理所需而保持内环境相对平衡的特殊表现。

（2）发病阶段治则：此阶段为赫依等基本病变发生质的变化，呈现各自症状的时期。故治疗时，一应遵循治疗病因为前提，二应与疾病具体情况相结合，三应遵循不伤及他病为治疗原则。若病势已重，已合并或并发他病，则根据"合并症或并发症"的轻重，采取先治疗病势重的疾病为原则。

（3）病愈阶段治则：此阶段为赫依等基本病变得到控制，病情转归期。此时应根据病势减弱情况给予与治疗相辅的饮食起居条件，忌相克的饮食、起居条件，遵循祛除后遗症为治则。

（4）突发病治则：此病是由于某一严重致病条件或突发条件而产生的、不定时发作的疾病。此种病在临床中时常发生，故应遵循立即治疗及时抢救为原则。

（二）单一症治疗原则

在疾病发展过程中某一阶段，六因之某一个占主导地位，便认为属于单一症。因为人体是非常细致的整体，从整体角度来说，有机联系的身体如有某个部位出现不正常的改变，理所当然会影响到三根七素的正常活动。即三根七素正常活动必定发生病理改变。从这个观点来看，没有绝对的单一症，这在临床实践中也已证明。所以，在此指的单一症是在疾病发展过程中某一阶段，赫依、希拉、巴达干、血、黄水、黏虫等六因之某一个占居主导地位，或指某个疾病的总称或特称或实际发病部位。如"赫依病"、"热性黄水病"、"心脏赫依"、"胃痞"等。关于单一症治则，古籍中称之为"不伤害其他而英勇降敌"治则。在此总治则基础上，与六基证各自特点相结合加以治疗。

（1）赫依病治则：以腻性、营养四施剂滋补体素，降赫依镇逆为治则。如：食用油腻、营养丰富的饮食，居于温暖、安静的环境，心情愉悦，服用重、腻、温效，甘、酸、咸、辛味药物，并辅以灸疗、按摩等疗法，结合病情辨证治疗，禁忌峻施。

（2）希拉病治则：以凉、钝施剂清希拉热为治则。如：让病人食用寒、凉性，稀薄饮食，在凉爽清洁环境中静养，同时使用寒、凉、钝效，甘、苦、涩味药物，并辅以泄泻、放血、发汗疗法，结合病情辨证治疗，禁忌锐、热、腻性四施。

（3）巴达干病治则：以热、锐施剂助胃火、消巴达干黏液为治则。如：让病人食用热、轻、烈性饮食，处于温暖舒适的环境中，多行身、语、意活动，同时服用锐、烈、轻效，辛、酸、咸味药物，并辅以催吐、灸疗、针刺疗法等，结合病情辨证治疗，禁忌寒、凉、腻、重四施。

（4）血病治则：以稀、寒等施剂清血热为治则，如：让病人食用凉、钝性，稀薄饮食，处于凉爽潮湿的环境中调养，服用凉、钝效，甘、涩、苦味药物，并辅以放血、寒性水疗等，结合病情辨证治疗，禁忌锐、热、腻四施。

（5）黄水病治则：调节胃火，燥黄水为治则。如寒性黄水病者镇巴达干、赫依，让病人食用热、燥性饮食，在温暖干燥处调养，服用辛、酸、咸味药物，辅以温泉、灸、穿刺等疗法，禁忌寒、凉、稀施。热性黄水病者清热，让病人食用寒、燥性饮食，在凉燥处调养，施用寒、燥效能，甘、苦、涩味药物，辅以五味甘露浴、放血、水浴等疗法，忌锐、热施剂。

（6）虫及黏虫病治则：使用杀虫、杀黏专施，预防传染为治则。如：让病人食用凉、轻、柔和的饮食，在安静处静养，为预防黏病传染，禁止外出隔离治疗，给予云香、麝香等专施，结合病情辨证治疗，禁锐、热、腻施。

（三）合并症治疗原则

并发症是指两种内因引发的疾病一同发生或一种内因引发的疾病并发另一种病。

其中包含两种不同内因引发的疾病在同一个部位合并发生或在两个不同的部位发生，或一种内因引起的疾病发生在不同部位等情形。一般情况下，合并发生的疾病即为并发症。例如，胃寒性希拉病等。

合并症是指在原发病的发展阶段因某个原因合并另一种疾病，或将先出现的疾病称为主证，后出现的疾病称为合并症，例如，热症合并赫依成为虚热，此时将赫依称为合并症或并发症。合并症虽有多种发生形式，但临床上将其概括为初发并发症、同位合并症、反变合并症、相克合并症等四种。虽将第一个称为并发症，后三个称为合并症但都属他因性疾病范畴。

1. 初发并发症治则

这种合并症始发时是由两种病因合并引发的，故遵循先着重治疗病势大的病根，辅助治疗另一种疾病的治则。若病势相同，则根据实际情况，昼夜之初使用祛寒、凉药物，正午、午夜使用清热药物，以轮流治疗或遵循依据病根，在药效不相克的前提下，在主药上加用等量的其他药物或作为药引使用而达到治疗的目的。

2. 同位合并症治则

同位合并症是指同一部位存在两种疾病。如原发病为心悸症，后并发心脏热性黄水病。治疗此类疾病时根据病变部位特点加以治疗，同时应遵循初发合并症治则。例如，首先以饮食或药物调理赫依紊乱，以补心为前提，再配合其他四施。

3. 反变合并症的治疗原则

这种合并症是由于在治疗过程中，四施使用不当或使用过度导致原发病反变，合并于其他疾病。分为原病未缓反变于他症及原病缓解反变于他症两类。

（1）原病未缓而反变于他症。如治疗赫依病时，由于苦、辛味饮食和药物使用过度，使赫依未缓而反变于希拉或巴达干，或同时反变于两者引发合并症，甚至形成聚合病。治疗时，应分析病变原因，根据原病病势等具体情况，更正四施的不当，遵循疾病与施剂相遇治则。

（2）原病缓解而反变于他症。原病自身缓解而反变于他病。如治疗希拉病时，由于甘、苦味饮食和药物的使用过度，即使希拉病缓解，也会反变于巴达干或赫依，或者同时反变于两者，形成原病缓解反变于他病。治疗时应遵循更正四施的过度，采用着重治疗合并新症的治则。

4. 相克合并症治则

由于不同部位的不同性质疾病直接或间接相克、合并产生。分直接相克和间接相克。

（1）直接相克合并：原发病从本位直接至他位相克而形成。举临床常见疾病为例，原发病为主脉赫依，因其影响胃而与巴达干相克或直接影响肝而与希拉相克。这即为赫依从本位直接与巴达干及希拉相克而形成。治疗时应在遵循治疗原则前提下，采取调和其位三根的治则。

（2）间接相克合并：原病从本位直接窜夺他位，再至其他部位，间接与他病相克而产生的有假象症状混合出现的合并症形式。举以临床假象疾病为例，病人为赫依体质特性的老年人，在治疗肝希拉热性疾病时因过度使用凉性四施而产生赫依，将余热吹散至主脉，夺赫依位，赫依增加使热势上升至头部，因与巴达干相克而出现头痛、心慌胸闷、发热等假象热症。治疗此类疾病应遵循合并病变中起主要作用的病因进行治疗的治则，假象症状自然消失。总的来说，在治疗不同类型的合并症或并发症过程中，赫依希拉与赫依血的合并应注意预防扩散；巴达干希拉与巴达干热合并应注意其潜伏；血与黄水合并应注意其黏化；巴达干与黄水合并应注意肾衰竭；血希拉合并的任何热病注意其"热盛越峰"；巴达干赫依合并的任何寒症则应注意其"寒积沉底"，加以治疗。

（四）聚合症治疗原则

由三种或三种以上内因相讧引发的疾病即为聚合症。聚合症形成原理与聚合形式有多种，但可概括为从病因角度而称之聚合，从显现时间角度而称之聚合，从根索互搏角度而称之聚合。治疗时应在助胃火的前提下，结合疾病实际，如"调和权威者之间的内讧"样调和体素进行治疗。应掌握调和机体总指引，视病性调三根，视病位调三根，视病势调三根以及按注意事项施治等五项。

（1）调和机体总指引：诃子、五灵脂是作用于一切疾病的上等药品，按摩、缓泻下是调和一切的外治疗法之首，稻米和新芝麻油、牛奶、酸马奶、白开水等是滋补一切的饮食佳品。另外，心情愉快地游玩等是上等的起居活动。

（2）视病性调三根：赫依偏盛，宜选肉豆蔻、苦参、三骨滋养汤；希拉偏盛，宜选当药、木鳖子、冰糖水；巴达干偏盛，宜选土木香、荜拨、大青盐水；血盛，宜选瞿麦、黄连、橘子汁水；黄水偏盛，宜选白云香、决明子、苘麻子、蜂蜜水；黏盛，宜选麝香、黑云香、白开水；虫病，宜选信筒子、紫鸢子加用于主药或作为药引使用。

（3）视病位调三根：结合病变部位施治。心脏病，宜选肉蔻、广枣；肺病选宜天竺黄、甘草；肝病，宜选红花、五灵脂；主脉病，宜选丁香、紫檀香；肾病，宜选白豆蔻、刀豆；脾病，宜选草果、白花油麻藤；胃病，宜选石榴、荜拨；大肠病，宜将叉枝蓼、紫硇砂；小肠病，宜选止泻木子、灌木通；胆病，宜选牛黄、查干泵阿；膀胱病，宜选蒺藜、姜黄；三舍病，宜选手参、黄柏加用于主药或作为药引使用。

（4）视病势调三根：即当所聚合的疾病病势相同时，遵循昼夜之末（即3～6时，15～18时）以热性、营养四施镇赫依；昼夜之中（即11～14时，23～2时）以凉、寒四施清希拉之热；昼夜之初（即7～10点，19～22点）以热、温四施助胃火，祛巴达干之寒的轮流施治或在药物功效不相搏的前提下，辅用必要的药物治疗为原则。

（5）注意事项：治疗他因性疾病时为调节其变化多端的特点，可以从不同角度调三根，治则也可多样不同。但必须严格把握根素平衡的统一性，此乃重中之重。即时刻注意机体三根与七素的相对平衡，在保持胃火、不损及体素的前提下，消减增多的三根七素，补其不足，是治疗关键。

（五）热病治疗原则

由希拉与血热偏盛而引起的病变，都属热病范畴。热病治则以清希拉热、凉血。治疗时须采取结合热病内外因素、病程变化、病变部位等方面，有以下四种治则。

（1）结合热病外因治则：伤热遵循恢复损伤，同时清血希拉热为治则。搏热遵循调和三根之内讧，同时清血希拉热为治则。疫热遵循促热成熟，杀黏清热并发汗导出，祛余热，最后预防产生赫依为治则。毒热遵循新热时解毒、清热、调和三根，已陈旧分布扩散者，在收敛扩散的同时调和三根为治则。

（2）结合热病病程和病变变化治则：未成熟热期遵循促热成熟治则。炽盛热期遵循用寒、凉四施清热治则。虚热遵循镇赫依除余热治则。伏热遵循祛巴达干赫依之掩罩，再用清凉除热治则。陈热遵循清除浸散于体素之热的治则。浊热遵循调节胃火的前提下，燥黄水为治则。

（3）结合热病内因治则：希拉热遵循在除希拉的前提下清热为治则。血热遵循在凉血前提下清热为治则。赫依热遵循在镇赫依的前提下用柔和凉剂除余热为治则。巴达干热遵循调和胃火再清热为治则。黄水热遵循燥黄水的同时清热为治则。黏热遵循在杀黏的前提下清热为治则。

（4）结合热病病位治则：降于心脏等五脏之热，遵循凉药与放血结合治疗的治则。坠于胃等六腑之热，遵循凉药与泻剂结合的治则。扩散于肌肤之热，遵循燥黄水药和发汗、沐浴疗法结合的治则。浸于骨关节热，遵循清赫依热药、罨敷、沐浴疗法及泥疗结合的治法。行于白脉、脊髓、大脑之热，遵循祛巴达干及赫依热药、白脉专药、脉泻剂结合的治则。血脉热，遵循清血热和放血疗法结合的治则。综上所述，在遵循任何型热症以凉施治总纲的前提下，治疗疫热应防止热不成熟或变为热虚；治疗伤热及搏热，应防止热炽盛；治疗毒热及宝如热，应防止热势迁延变陈旧；巴达干希拉热的治疗，应防止热隐伏等病变。同时，任何热病的治疗，均应把握寒热间期的治疗，另外还应注意热病迁延日久，则易出现寒症样症状。

（六）寒病治疗原则

由巴达干、赫依的增盛而产生的病变均属寒病范畴。寒病总治则为助胃火、祛巴达干黏液、镇赫依。根据寒病本因、当时变化、病位、内因等方面有以下四种治则。

（1）结合寒病本因治则：浊不消化初期病情轻，应遵循使其饥饿的同时助胃火治疗，最后使用峻疗法祛除后遗症。精微不化初期在调和胃火的前提下使其成熟、收敛。陈旧期则采用助胃火，助消化，使精华入本位治疗的原则。不论清不消化或浊之不消化，在自发呕吐或泄泻时，应立即制止，在成熟、收敛前不能使用催吐或泄泻疗法。

（2）结合寒病病变治则：即由消化不良症引发的疾病慢性化而产生的不同阶段的治则。其包含以下四种：治疗瘀积痼疾之痞化疾病时，应结合融痞、燥痞、破痞、泻痞等法进行治疗。治疗渗漏痼疾之水肿病时，应结合通、燥、出、摄、止漏等法进行治疗。治疗扩散病先使其收敛再结合具体情况加以治疗。治疗滞留痼疾时，应注意血，同时助胃火，改善体素，再与其病根相结合的方法，加以治疗。

（3）结合寒症内因治则：与赫依合并的寒症，遵循助胃火，同时镇赫依，祛寒的治则。合并血或希拉的寒症，遵循合并病变中起主要作用的病因进行治疗为治则。合并黄水的寒症，遵循助胃火、燥黄水、祛寒的治则。合并黏或虫的寒症，遵循在杀黏虫的前提下，祛寒的治则。

（4）结合寒症病位治则：坠于腑之寒症，遵循热性药、灸疗、穿刺、色布苏疗法结合的治则。降于脏之寒症，遵循温性药、按摩、置脏疗法等结合的治则。扩散于肌肤之寒症，遵循祛巴达干赫依，结合燥寒性黄水药，温泉，以及裹皮疗法等加以治疗的治则。浸于骨关节之寒症，遵循在镇赫依的前提下，结合祛寒性黄水的药物，五味甘露浴，加马骨甘露浴或酸奶黄水浴（凝乳浴）等加以治疗的治则。行于大脑、脊髓、白脉之寒症，遵循在祛巴达干寒，促赫依运行的前提下，结合采用白脉之药物以及脉泻剂、按摩疗法等，加以治疗的治则。综上所述，任何寒症的治疗，初期应注意防止留有后遗症，陈旧期则应注意保护胃火、祛病根。另外，应注意寒症日久陈旧出现热病样症状。

（七）脏腑病治疗原则

根据五脏六腑各自特点而采取的治疗原则。脏属阳，腑属阴，故总体上来说，脏病应注意血、希拉热，腑病应注意巴达干寒予以治疗。脏器热症，同时可有腑器寒症，然而腑器热症不可与脏器寒症并存。因此，一般情况下脏器热病时，腑可患寒病，但腑患热病时脏寒情况少之又少。脏腑病应结合以下两个方面：

（1）五脏病治则：心与主脉病注重赫依、血；肺病注重巴达干、血；肝病注重血、希拉热；脾病注重巴达干、血；肾病注重巴达干及黄水。同时遵循结合病根的治疗原则。

（2）六腑病治则：胃病注重巴达干；胆及小肠病注重希拉热；大肠病注重赫依；膀胱病注重巴达干热；三舍病注重聚合；子宫病注重赫依、血。同时遵循结合病根的治疗原则。概括为治疗任何脏之病，应注重心与热，治疗任何腑之病，应注重胃与寒。

（八）中毒症治疗原则

中毒症即指因毒性条件而损害三根与七素，扰乱其平衡关系而产生的疾病。引起中毒的因素虽有很多，但根据古籍可分为配伍性毒、反应性毒、实毒三种。根据中毒途径不同，可分为消化道中毒，空气、光、烟中毒，接触中毒等三种。以及中毒时间也不同，例如：从发病时间来看有时毒、昼夜毒、月毒、年毒等。

中毒症秉性通常为聚合性。治疗中毒症注重敛毒、解毒、排毒为原则。但因中毒类型、中毒毒势、中毒部位、中毒量、中毒时间、病人元气、并发症等的不同，结合疾病具体情况调和体素，按以上三条治则次序使用专项施治。例如，消化道中毒初期在催吐或泻下排除毒物的基础上，收敛毒素，调和体素。接触中毒如蛇毒、狂犬毒时距伤口近端四指处用布缠住，防止毒素通过血脉扩散，如伤口小，则先施放血、排毒、24小时后灸疗并配合脉泻等。

第二节 治疗方法

治疗方法即为治疗疾病时采取的基本方法。治疗方法属某一种特定治则范畴，因此在治疗病因为前提的治则下，研究以何种方式怎样调节四施是制定治疗方法的主要任务。

在此将治疗方法分为治法总纲和分别治法来介绍。治法总纲包括补发与消法两种。治法总纲有着与所有疾病治疗方法相关的共性内容，并且所有分别治法都隶属此范畴。例如镇赫依、调胃火、改善体力的治法都属消法范畴。分别治法以"十施"为基础，有饮食疗法、身业疗法、心业疗法、平息剂疗法、清泻剂疗法、峻疗法、软疗法等治疗方法。

一、治法总纲

根据病人身体的强弱、治疗病根之增多或减少变化的基本方法。包含补法与消法两方面的内容。一般情况下，病人身体强壮且是三根偏盛相搏的疾病应用消法。病人身体衰弱且是三根偏衰相搏的疾病应用补法。虽说这两种方法完全不同但都有同样的目的，但在实际临床实践中能否将疾病与病人实际情况相结合，将这两种方法灵活运用，是影响治疗效果的关键所在。

1. 补法

补法即在调胃火，改善体力的同时，适当镇赫依，滋补巴达干或希拉的治法。通常，依照机体三根与七素相互对立统一的规律，具有无限滋补作用的四施是没有的，而滋补四施在补给营养的同时包含着具有相对消减作用的双重性。所以，补法是应用具有滋补作用的四施，改善体力，侧重滋补某一方而言。下面介绍补法适应群体、补法适应证、补法四施及补法过度症等四个方面的内容。

（1）补法适应群体：老年人，体力弱、身心活动过度、用力过猛、营养不良、常摄食轻、糙性饮食者，孕妇、久居于风大寒凉处、赫依偏盛体质性者等。

（2）补法适应证：某种原因大量失血者，长期失眠，肺浸润等痼疾，女性赫依瘀症，赫依激荡病、赫依癫狂，肾寒虚，赫依性所有痼疾等，均应用补法治疗。总之，所有赫依增多，巴达干或希拉相对减少的相搏性疾病，均可应用补法。

（3）补法四施：①饮食方面，宜使用甘、酸味，重、腻、柔、温功效的四施。例如宜食用羊、牛、马等牲畜精肉，鸡、鹌鹑等禽肉，鸡蛋，小麦面，炒米，小米及骨汤，黄油，牛奶，奶酪，酸马奶，新鲜蔬菜、水果、红糖等助胃火、营养食物。②起居方面，为促进病人赫依血、助胃火，在治疗全过程中，应使病人保持心情愉悦、信心饱满。例如，让病人每天适量参加自己喜爱的运动，娱乐消遣、赏花游玩等，使心情舒畅，保持睡眠充足，在安静处休养。③药物治疗方面，结合病情主要使用平息剂。例如，针对病因应使用土源偏盛、温、平性的汤剂、散剂、油剂、温和营养疗法。④外治方面，按摩疗法、灸疗、热敷、针刺疗法、色布苏疗法等。

（4）补法过度：补法应用过度，会导致巴达干增多引发各种疾病。所以，应调节好四施效力与四施量。否则出现由于精华不消化导致的各种疾病，肥胖症、糖尿病、淋漓病、心脏病等，还会出现精神失常、昏厥等症。另外，还可使原病反变于他病。

2. 消法

消法即调胃火、相对滋补赫依、消减希拉或巴达干的治法。下面将以消法适应群体、消法适应证、消法四施、消法过度症等四个方面来介绍。

（1）消法适应群体：青壮年、体力佳、活动较少、长期食用锐腻饮食、久居于燥热环境、过于肥胖、希拉偏盛体质特性者。

（2）消法适应证：消化不良引发的疾病、瘟疫、热病、血病、热性希拉、巴达干希拉炽盛病、脑病、心脏病、脾病、内痛、类风湿、风湿、大腿僵直、咽喉热病、身体发沉、食欲不振、呕吐病、血瘀症、二便闭塞、热泻病、糖尿病、淋漓病等，均应用消法治疗。综上所述，血希拉或巴达干增多、赫依相对减少的所有疾病，均可应用消法治疗。

（3）消法四施：①饮食方面，宜使用苦、涩味，凉、轻、淡、稀、烈功效的四施。例如宜食用山羊、兔子等动物肉、牛、猪、羊等牲畜新肉，大米、莜面，牛羊奶、奶酪、酸奶、马奶、奶皮，白糖、冰糖，新鲜果蔬及白开水等。②起居方面，在治疗全过程，宜使病人精神愉快，适当进行运动，在凉爽处静养。③药物治疗方面，结合病情主要使用清泻性药剂。若疾病位于胃，则以催吐疗法为主，疾病位于大、小肠，以灌肠治疗为主，位于周身、脏腑的疾病，则以腹泻剂，筋脉疾病，则以脉泻疗法等消法治疗。④外治方面，疾病位于五脏、血，则以置脏疗法、放血疗法为主，疾病位于筋脉、肌肤、关节等处，则应用穿刺疗法、灸疗、罨敷疗法、水疗、泥疗、沙疗等。

（4）消法过度症：若消法治疗过度，则会导致赫依增盛，引发多种疾病而使病人体力衰弱。故应用消法治疗，要特别注意所用四施效力及四施量。若体力衰弱、赫依增多，则出现头晕或头痛、心悸、失眠、声弱、五官感知减退、消瘦、口干烦渴、恶心、食欲不振、手足肌肉及腰肋疼痛等症状外，还会出现心力衰竭、胃火减退、水肿等原病变为他病等严重治疗错误。

二、分别治法

根据治法总纲，结合病根、病位、发病时间等实际情况，辩证调节四施治疗疾病的方法。下面，在疾病十种施治的基础上，将四十八条内容概括为以下四种简明介绍给大家。

（一）饮食疗法

饮食乃治病四施的重要组成部分。它包括两个内容，即取对疾病秉性有利的食物，避免对疾病秉性有弊的食物为原则。

根据饮食功效、效能、味及其本性功效，选择与疾病秉性相反的食物，禁与疾病秉性相辅的食物，此乃治法总要求。但在特殊情况下也会有暂时给予与疾病秉性相辅的食物。从疾病角度来看，主要应结合病因、病势、病人生活习惯等来调节利弊食物。对病势轻的六基证在病蓄阶段，适当调节有利食物，可使疾病不发而自趋平息。例如，在希拉病蓄阶段，给予白糖水等凉、轻类食物，可使其不发自愈。此为疾病秉性与饮食性质相对立的结果。感冒等疾病时，给予新肉、葱、小麦面等的热汤，即可使病人发汗痊愈。此为虽然疾病秉性与食物性质相辅，但在特殊情况下发挥对立效果的结果。在治疗病势重的疾病时，饮食也同样重要。如在流感流行期间，不忌锐、腻、热、酸、咸、辛等性味食物情况下，使用凉、寒性药物，虽药物性质与疾病秉性相对立，有抑制病势效果，但饮食与疾病秉性相辅，故会助长病势。因此饮食疗法有着不亚于药物治疗的特殊意义，绝不可小觑。

（二）起居疗法

起居疗法分为身业起居和心业起居等两个内容。

1. 身业起居疗法

身业起居疗法即指通过肢体运动的积极作用，发挥各器官内部运动作用，依靠其主观能动性治疗疾病的一种方法。是蒙医学治疗疾病的重要措施。从病人主观原因特点的意义来看，也同样不亚于药物治疗作用。因此蒙医将饮食与起居放在与药物治疗一样的同等重要位置。病人适量参加运动可疏通脉窍、促进赫依血循环，优化各器官内部活动，此外还可使心胸宽阔，强身健体，发挥病人主观积极性，增加战胜疾病的信心。下面将从强运动起居疗法，平和运动起居疗法，体业起居禁忌等三个方面分别介绍。

（1）强起居疗法：是指日常生活中多使用体力而战胜病势的疗法。其中包括根据病人体质适当劳作，骑马近游，以及参与跑步、跳舞、蹦跳、打球等文化、体育活动等。参与这种包括各器官的全身性运动，不仅优化人体三根七素内部运动，还对强身健体、延年益寿有着重要意义。在生病时还可助胃火、促进赫依血循环起着重要作用。尤其对祛巴达干黏液，效果显著。此疗法主要适应于巴达干偏盛体质、青壮年或春、秋季以及浊不消化引起的所有疾病和巴达干偏盛引起的所有疾病等。但强运动起居必须逐渐加强，使病人体质慢慢适应。

（2）平和起居疗法：是指适当调节体力，柔和而战胜病势的疗法。其中包括参与室内轻运动、干净清爽环境中散步、进行呼吸训练、练太极拳等缓柔体育运动或训练等。这种包括各器官的全身性运动，适应于赫依、希拉或巴达干希拉合并引起的各种疾病，体素活动衰弱的老年人及气管炎等痼疾，清不消化引起的多种疾病，赫依与寒性黄水病等。

（3）体业起居禁忌：体业起居活动过度会引起起居紊乱症外，可诱发嘎日格病、心刺痛、肝、肾热及其他伤热、搏热等热病。渗漏痼疾、瘀积痼疾等重度痼疾，突发症，传染性疫病等疾病初期严禁参与体业活动。

2. 心业起居疗法

心业起居疗法即为发挥病人思维活动的积极性，依靠其意志主观能动性治疗疾病的一种方法。此方法为蒙医学治疗疾病的重要施治方法之一。人的思想是外界环境给予人思维器官的反映，外界多样性变化决定人们的心理活动及其变化。蒙医学观察总结长期临床实践，通过哲学思想以坚持人与大自然是相互对立统一的整体，人的本身即为这个庞大系统的缩影，因此也是对立统一的整体的整体观为指导。因此，人的思维掌握人整体的压力、痛楚、犹豫不决的问题，缓解其忧伤，将心理活动移向积极的一方，坚定战胜疾病的信心以达到治病的目的。其内容首先根据病人不同的天生体质特性、脾性、病人体质，以及心理主要压力，结合具体问题，发挥其思想积极性，采取欢愉治法。同时严禁对思想有影响的事件及言辞。例如，适当解决病人日常生活中存在的实际困难、温和照料外，多说让其赏心悦目的言语，令病人多看书及画报，多听其喜爱的音乐，适当参与游戏等。尤其医生、护士及家属应理解病人因疾病原因或其他原因说出的不正确的言辞，温婉解说，严禁刺激其心理的言辞。本疗法适应于所有疾病，尤其由赫依引起的所有疾病及赫依合并的所有疾病，赫依偏盛的聚合症，赫依神经性疾病，以及疾病加重阶段作用尤其显著。

（三）药物疗法

药物疗法即服用药物治疗疾病的方法。蒙医学服药疗法包括补法与消法两种。

1. 补法

补法指调节使用凉、温性药物，以调和体素为主的平和治疗方法。一般，平和性药剂包括汤剂、散剂、丸剂、搅合剂、油剂等五种。此外可加灰制剂、膏剂、酒剂三种，称为八类平和性药剂。还可加珍宝剂、草药剂构成十种平和性药剂。但在漫长的实践过程中，这些平和性药剂的形状、使用方法、适应证范围也在不断变化和发展。

补法适应证：主要为自因性疾病蓄积阶段或发病却为单症偏盛的阶段，以及所有病势较轻的疾病，此外还与消法相配合治疗疾病。

2. 消法

消法指调节使用不同秉性的药物，间接或直接将疾病毒素排出体外的治疗方法。下面将六种治法分为强、软两种来讲解。

（1）强性消治法：包括催吐、泄泻、脉泻等三种疗法。

A. 催吐疗法：即使用催吐功能药物，将疾病排出病位的强性疗法。催吐疗法的特点为，将疾病直接排除外，更重要的是对于治疗妨碍赫依血之行而引起的内脏、神经性疾病有着重要作用。例如，适应于浊不消化引起的疾病、毒性疾病新期、巴达干引起的疾病毒素位于不消化部位、巴达干癫狂、疫病、癫痫及心脏以上部位的巴达干偏盛疾病。但必须遵循催吐疗法守则。

B. 泄泻疗法：使用泻下功能药物，将疾病排出体外的强性疗法，也称腹泻疗法。其包括强泻剂、缓泻剂及针对性泻剂等。

强泻剂是指以巴豆、藜芦、漆树膏、长喙诃子为主的泻剂。适应于体质好且病势重的病人。

缓泻剂是指以巴豆、长喙诃子为主的泻剂。适应于病势重但体质弱或中等病势疾病，或在所有疾病末期为除病根可使用缓泻剂。

针对性泻剂是指以大黄、长喙诃子为主的泻剂。适应于中等病势疾病、病势重但体质弱、不能一次性泻出疾病毒素的疾病，每天小剂量给予需要缓泻的疾病。

总体上，泻剂的治疗特点为将可排出的疾病毒素直接排除外，更重要的是对于治疗妨碍赫依血循环而引起的内脏、神经性疾病以及精华生化活动紊乱引起的疾病、疫毒热等疾病起着重要作用。例如，胃不消化疾病的毒素、腑热性疾病、所有扩散瘤疾被收敛阶段以及各种痞病、水肿等疾病出现毒害作用的阶段；血、黄水、黏虫引起的各种脓疡、白喉、炭疽等病，癫狂、癔症、癫痫以及妇女血瘀症，尤其因希拉偏盛引起的疾病及神经性衰弱等疾病时，调节使用泻剂效果显著。但必须遵循泄泻疗法守则。

C. 脉泻疗法：即通过给予利尿专药，将疾病毒素以尿排出的强性疗法。可分为脉泻剂及脉腹合并泻剂两种。①脉泻剂是指以斑蝥、白硇砂、海金沙等为主的泻剂。适应于精华生化运动严重紊乱而使体内液体增多，血、黄水性疾病浸散于全身筋腱，狂犬毒浸于神经等疾病。②脉腹合并泻剂是指以巴豆、斑蝥二者为主的泻剂。适应于因精华生化运动紊乱而使胃、小肠等六腑瘀积浊不消化毒素，热性疾病毒素扩散于全身，炭疽等疾病。

总的来说，扩散于肌肤、筋腱难以收敛的陈热性所有疾病，血、希拉性脓疡，肾及其他部位水肿，尤其脉痞等落于脉腔的疾病，妇女血瘀症等都可使用脉泻剂。但必须遵循脉泻疗法守则。

（2）缓性消治法：可分为鼻用药剂、温和导泻剂、灌肠导泻剂等三种。

A. 鼻用药剂疗法：指通过滴鼻或闻、吸入鼻腔的鼻腔专用药治疗疾病的方法。鼻为感知五官中的嗅觉器官而且是肺之外窍，也是大脑之门，是机体通过肺进行赫依血生化活动的重要外窍。因此某些器官的某些疾病，给予鼻用药剂可直接或间接通过气血循环达到治疗作用。例如，形成于咽喉、鼻腔的所有疾病均可直接给药，此外，对预防传染性疾病，治疗头、耳等器官的赫依、神经性疾病，以及这些部位的血、黄水合并相搏性疾病具有很好的治疗作用。但根据病位及秉性的不同，可使用吸、滴、熏等三种方法。①吸法是将味效能较好的药物配伍为散剂定时吸入鼻腔或装入布袋，订于衣领内两侧，或放于口罩内闻疗等。此法主治因赫依或赫白脉性头痛，因亚玛血而鼻腔生疮、鼻塞等。此外还可预防传染性疾病。②滴法是指用味、形、触效能的药物配伍为鼻用药剂。将药物煎煮后清汤滴入鼻腔或水溶滴于鼻腔，或与油搅和后放入鼻腔等方法进行治疗。滴法主要用于咽喉部以上鼻腔血，黄水性脓疡，红疹及鼻腔发干，赫依引起的鼻神经功能减退，疼痛以及赫依引起的头痛等疾病。③熏法主要将专门配伍的不同种类鼻用药剂放入熏具中施治。此法主要适应于鼻亚玛虫病，头部亚玛病，尤其在治疗疑难病、癫痫、各种昏厥等疾病时可调节使用。

B. 温和导泻剂疗法：即从患者下方给予专门配伍的油剂、液体药物治疗疾病的方法。其配伍可分为洗剂、温剂、补剂三种。

治疗赫依病，常选用洗剂；治疗赫依、希拉合并症，选用温剂；治疗巴达干、赫依合并症，则多选用补剂。但如今的蒙医临床医师们根据实践结合疾病具体情况使用不同温和导泻剂来治疗疾病。

温和导泻剂疗法主要适应于赫依偏盛相搏或赫依偏盛与希拉、巴达干等合并相搏而引起的大肠、小肠的疾病，下清赫依闭塞，下身火温衰竭，体质衰弱，下身赫依偏盛、赫依痞、赫依性肠痉挛或肠梗阻、腹泻等疾病。

C. 灌肠导泻剂疗法：即从患者下方给予专门配伍的液体性药物治疗疾病的方法。其配伍有锐性导泻剂及柔性导泻剂两种，也可根据具体情况以不同方式配伍。灌肠导泻剂疗法主要适应于痔疮，陈旧热、瘀积热，便秘，血、希拉性痉挛，大肠下段损伤，虫病等。

（四）外治术疗法

系从人体外部使用不同的方法、途径来预防和治疗疾病的方法。外治术有放血疗法、灸疗法、针刺法、外敷疗法、浴疗法、涂擦疗法等六种。按传统习惯将其称为"五种疗术"。下面将临床上常用的正骨疗法、震动复位术、放血疗法、灸疗法、针刺法、外敷疗法、浴疗法、涂擦疗、色布苏–皮疗法、泥疗法、沙疗法等总结为峻疗法类与软疗法类两类予以介绍。

1. 峻疗法类

此法有十项疗法。

（1）震动复位疗法：即运用震动手法，将遭震移位的脑、脏腑等器官复位的一种传统疗法。震动复位术的治疗特点为以震治震，先震后静，静动结合。简化为"以震治震"治法。此法虽因病因、震荡器官、病人年龄等的不同有不同手法，但可概括为震荡器官近端震动疗法与远端震动疗法等两种。

A. 近端震动疗法：主要用于遭震移位的脑复位。方法有三种，一是使病人端坐于椅上，术者用软绷带绕其头部扎紧，一手牵绷带另一端拉紧，然后用专业木棒等轻敲绷带，利用间接力量震动治疗复位。二是通过病人头部专用布带间接敲打震动治疗。三是使病人仰卧，在其头旁用专业器具夯地适当制造巨响，靠其震慑声间接震动治疗等三种方法。

B. 远端震动疗法：主要用于肾、胃等脏腑遭震移位、胎游等的复位。施治时，令病人仰卧，在其脚心处放一专制扁木板，用斧子等以不同力度敲打震动使其移位器官复位。如上所述，借助不同力度治疗的方法有多种且有各自的特点。因此施治时必须根据病人具体情况选择治法。

（2）骨折整复疗法：指将身体各部位的骨折以手法技巧使其复位的治疗方法。蒙医传统正骨技术有着长期理论与实践的丰富经验与其独特特点。因地域、气候、生活习惯、骨折原因及骨折形式等的不同，正骨师们的手法及工具也有不相同。例如，固定材料方面，有些地区使用皮质材料，有些正骨师使用杨树作为固定板，而有些使用松树，还有的使用柳树，用沙袋圈等不同方法。虽然如此这些材料，固定作用却相同。靠手法正骨、包扎、固定与功能锻炼相结合的治法都相互统一是蒙医学正骨手法的独特特点。其详情请见《蒙医骨伤学》中正骨六种步骤、十种方法、固定板固定、按揉十四种方法、配用药剂五大类。

（3）脱臼复位疗法：具体方法虽多可概括为以下两种。

A. 与助手配合复位法：指伤员与助手、医生位置调整好后，医生与助手相配合复位的治疗方法。其包括指压法、捏法、膝顶法、推法、压抬法、拉推法、拉压法、勾拉法、挤拉法、拉压抬法、压拉动法、圈握压抬法、挤拉动法、拉握揉法等方法。

B. 无助手配合复位法：即医生与伤员配合，将脱臼复位的治疗方法。其包括抬压法、抬旋法、托压法、拍抬法、推拉法、压推法、抬挤法、拧推法、拉膝顶法等不同治疗方法。

（4）放血疗法：放血疗法是在人体浅部静脉的指定部位进行放血，借此引出病血而达到治疗疾病的一种方法。蒙医学放血疗法是以直接引出全身病血为目的的疗法。因此在治疗方法中占重要地位。放血有不同手法，但必须依照原则在做好术前准备的基础上，确定放血穴位、放血脉况、放血量等。具体放血方法有侧切放血、纵切放血、点刺放血、复切放血、斜切放血、横切放血等六种方法配合施治。此法适应证主要有血、希拉引起的多数热性疾病都可放血。例如伤热、搏热、炽热、疫热、血热、血希拉性脓疡以及痛风、索日亚、丹毒、麻风病等热性黄水病，此外还有血、希拉或巴达干希拉合并症、痉挛、陈热、嘎日格病、高血压病等，但必须遵循放血疗法守则。

（5）针刺疗法：用特制的针刺入患者特定的部位或穴位，通过刺激治疗疾病的一种方法。分为热性针刺、寒性针刺两种。

A. 热性针刺：亦称温针或针灸。虽有几种方法但在此主要介绍针刺后再行火灸，通过热传导治疗疾病的方法。例如，针刺后，再行艾灸，现有些地方用蜡进行火灸。但若把握不好，则会因过热而烧伤皮肤而导致热传导不足。如今临床上普遍使用电导体设备针。热性针刺主要有调胃火，促进赫依血运行，镇巴达干赫依，祛寒，治疗消化不良，破痞，燥黄水，祛脓疡等作用。此外，内痛、炭疽、白脉病、骨刺等疾病也可使用热性针刺。

B. 寒性针刺：即通过针刺刺激治疗疾病的方法。其主要作用为促进赫依血运行，调节赫依运动，增强器官功能，消热，治疗白脉、黄水引起的手脚麻木、腰酸、腰痛等疾病。

（6）灸疗：通过利用火或火的热量刺激体表的穴位治疗疾病的传统方法。有镇痛、减少复发、祛除病根等优点。主要作用为助胃火，镇赫依巴达干，助消化，开胃，封闭脉道之要隘，止痛，攻破剑突痞，除疔痛及疮腐肉，燥黄水等，特别是守护脏腑之门，巴达干赫依引起的脏腑病灸疗一般皆可收效。

（7）矿泉疗法：指使病人入浴矿泉或饮用矿泉治疗疾病的方法，也称浸浴疗法。矿泉疗法以其热能、吸附作用及水中矿物成分治疗疾病。矿泉可促进赫依血运行，精华生化功能，促使毛孔开启，以汗排出毒素。可分为天然矿泉疗法及人工浴疗法等两种方法。

A. 天然矿泉疗法：指利用地表深层的含有特殊成分的矿泉水来治疗相关疾病的一种软疗法。天然矿泉由于所含矿物质有所不同，所以其性质和作用也有区别。通常含石炭成分多者为热泉，含寒水石成分多者为冷泉。矿泉分为以下五类。①石炭及寒水石温泉对热性黄水病引起的关节痛、关节黄水、痛风等疾病具有治疗作用。②石炭及硫黄温泉对关节寒性黄水病、皮肤病、疡伤、黄水性脓肿等疾病具有治疗作用。但因有些性凉，故应注意赫依增生。③石炭及五灵脂矿泉因有两重性，故适应于治疗合并症及聚合症，具有调节体素、根除毒热等作用。④石炭、寒水石、硫黄温泉对浸散于肌肤、关节的黄水病、浊热、赫依白脉病以及赫依黄水病引起的僵痛、脓疡、脉病、肾赫依痼疾等疾病具有治疗作用。⑤石炭、硫黄、五灵脂、雄黄温泉对浸散热后遗症、毒热后遗症、内痛、炭疽、索日亚、赫依达日干及肾达日干、妇女赫依瘀积症等疾病具有治疗作用。

入浴时根据矿泉温度、性质以及病人体质及元气、患病部位等条件，可分为入浴浸泡疗法与矿泉浇灌疗法和矿泉饮用疗法。

入浴浸泡疗法主要根据病位特点，采取半身浴、全身浴、将手脚等患病局部浸渍等不同治法。

矿泉浇灌疗法是将矿泉水放入茶壶等中，从头、肩胛部开始至腰、手腕、胳膊、髋骨、膝盖等结合患病部位具体情况直接浇灌。如此适当浇灌后将毛巾放于患处，喷洒矿泉水或将毛巾浸泡于矿泉水后敷于患处。但必须遵循矿泉疗法守则。

矿泉饮用法是适当饮用矿泉水，通过精华生化功能治疗疾病的一种方法。饮用泉水的温度、性质和作用虽有所不同，但大多使用以下几种温泉。即含有五种寒水石的温泉，含有寒水石和五种五灵脂的温泉。含寒水石、白矾、五灵脂、石炭、芒硝、碱、硼砂等物质中的一种或几种成分的矿泉。根据病情来选择矿泉，例如，治疗浊不消化性疾病，胃、小肠留有希拉热性后遗症，胃、小肠宝如病初期阶段及毒热后遗症、清不消化引起的血病后遗症等疾病均有满意疗效。

B. 人工浴疗法：此法是将有传统五味泉之称的五种专药或将其他药物煎煮后取其清汤，以不同方式用于病人患处治疗疾病的方法，亦将其称为"五花浴"。此外人工浴还有酸奶黄水浴及马骨汤浴等。①五花浴配伍是刺柏等五种药为主，根据病情加减其他药物煎煮而成。主要对黄水病、陈热、毒热、关节黄水病、痛风等病后遗症、浸散于肌肤及关节、白脉、血脉等疾病有综合治疗效果外，疾病具体医治过程中根据其秉性及变化，加减或更换等灵活调节水浴温度及药物分量。因此治疗作用范围较广，这也是所有人工浴疗法的优点。②酸奶黄水浴即指以牛、羊奶发酵出的黄水为主，以其取代水，根据病情加入其他水煎煮的药物调制而成的浴疗。其主要作用为治疗所有毒性热后遗症、浸于筋腱、白脉的黄水引起的僵痛。③马骨汤浴指上述五花浴或酸奶黄水浴中加以马骨（其他牲畜骨也可）为主配伍而成的药物浴疗。其主要作用为对赫依偏盛与黄水合并相搏浸于筋腱、白脉，尤其浸于骨骼的所有疾病具有很好的治疗效果。④人上述人工浴法如同入天然矿泉浴一样根据病情使用坐浴或喷浴外，还有浴蒸汽浸泡疗法与浴缠敷疗法等两种方法。

浴蒸汽浸泡疗法：将上述五花浴或酸奶黄水浴、马骨汤浴，或根据病情配伍的药材煎煮后放入器皿中，再于器皿口处设专用座，令病人坐其方或将患病处置于器皿口，用衣物盖好，借助浴蒸汽，使其发汗治疗的方法。其主要作用为柔和排除浸于肌肤、肌腱、骨关节之陈热或毒热。

浴缠敷疗法：将上述人工浴或其他药物煎煮后的清汤浸于软布，缠敷于患病部位。此法主要适用于胸、关节等处。例如，治疗浸于胸、体及胳膊、膝盖或手脚及其他部位的疾病时将原浴浸于毛巾缠敷于患处。小儿或因其他原因难以服药的病人高热时，可将七味苦参汤等药剂大量煎煮后浸于蓝布，缠敷于胸口处即可退热。

（8）色布苏、皮疗法：即从毛孔将疾病毒素拔出体外的治疗方法。此治疗方法为蒙医传统疗法又一特点。以此治疗浸散于全身的疾病，尤其将浸散于肌肤、关节等处的疾病毒素从毛孔排出或将瘀浸于某一部位的疾病可直接从病位拔出治疗等有着较满意疗效。可将此分为皮疗法与色布苏疗法两种。

A. 皮疗法：将现杀绵羊皮披在患者身上使其发汗的疗法。例如，现宰无病大羊剥皮，在热皮上涂抹与疾病相关的药及白酒、色布苏之后，披在患者身上使其发汗。以此主要治疗浸散于肌肤的寒性黄水病、白脉赫依黄水病、关节寒性黄水病，关节及筋腱陈旧巴达干热后遗症等。

B. 色布苏疗法：系将患病部位直接置于现杀羊胃内吮吸病邪外出的治疗方法。例如，将无病羊宰杀，取瘤胃乘热内加与疾病相关的药及白酒后，将患病关节等直接置入胃内吮吸治疗。如果治疗妇女子宫疾病，则在瘤胃内加入相关药材后用纱布将患者私处裹好，令其骑坐在胃上面，同时披上涂药的羊皮。此疗法主要治疗白脉赫依或黄水热性症、关节及筋腱陈旧病、赫依僵直症、痛风及关节黄水病等，尤其治疗妇女子宫赫依瘀积症有很好的效果。但必须遵循色布苏、皮疗法守则。无论皮疗、色布苏疗法的哪一种，施术完毕后，为防止风寒侵袭，应将油伴面涂抹于患者全身进行按摩恢复体力。

（9）按摩疗法：即以专用手法对人体表面特定穴位进行按摩刺激的一种疗法。又称巴日亚法。此手法对于某些疾病的治疗效果比药物更胜一筹。按摩疗法在古代蒙医，尤其在古代传统巴日亚奇（传统按摩师）中盛行。现如今蒙医正骨师也借助此方面的技巧，从正骨角度配合使用，使其成为正骨时不可或缺的一种配合疗法。但如今也有些蒙医们开始忽略巴日亚疗法。我们应该将此传统疗法恢复传承，在实际临床实践过程中进一步研究优化，将其奥秘展现出来，为医疗服务。

按摩疗法能发挥积极治疗作用是因为其手法通过刺激人体表面之特定穴位，清除白脉、司命赫依内外之行的障碍，促进赫依血运行。因此，此疗法对于赫依偏盛引起的肌肤、关节赫依或赫依血、赫依白脉病引起的肩胛酸痛、手脚麻木、头痛、头晕、失眠、身体衰弱、腰与全身酸痛、赫依刺痛，火衰引起的胃胀、胃痛，小儿抽搐等疾病有很好的治疗效果。但嘎日格病，心脏病，血脉病，过度肥胖等疾病时禁用此手法。

按摩疗法具体操作各地医生手法均不相同。但综合起来，施此疗法必须遵循：一主要以患处附近穴位开始进行按摩，二在此基础上选择按摩主要穴位，三按摩时应顺着白脉与赫依血之行方向，转向其他穴位等三个重要原则。

按摩手法可概括为边揉边摩；边摩边揉；揉摩交替；移动撸揉；移动撸摩；牵拉按摩；交叉牵拉；擦法等。将根据病根、病位等具体情况，以上述手法中某一个为主或相互配合使用。但必须根据病因于按摩主要穴位与具体部位涂抹籽油、黄油、动物油等。

（10）手术疗法：手术即指俊疗法中的切开、摘除、刮、穿刺等。是通过从外部直接治疗患处而祛除病灶的外科重要治疗方法之一。手术主要用于治疗脓疡、内痈、外伤及皮肤病等体表发生的疾病。

2. 软疗法

蒙医学相关书籍及现代医生运用于临床实践的传统软疗法有很多。他们有着各自的特点且在治疗某些疾病时作用比用药物治疗更胜一筹。将此法以下面八个方面简单介绍给大家。

（1）涂擦疗法：即在人体外表患病部位涂擦相关药物，以达到治病目的的疗法。其包括涂擦搅和剂、涂擦溶剂、涂擦膏剂等不同涂药方法。例如小儿患腮腺炎时可将九味瑞香狼毒散与蛋清搅和后反复涂擦于患处；丹毒时可将黄柏膏剂浸润于酒后烧热涂擦于患处。

（2）缠敷疗法：即将专用药物缠敷于患病部位，从而治疗疾病的方法。此法主治血、热性黄水及黏虫性脓肿、疖痈、亚玛血或赫依血引起的头痛、关节黄水等疾病。例如独指毒疹等急性黏性疾病在服药的同时将黄柏膏剂与酒搅和后涂于患处，再以小畜胆囊将其缠敷，效果显著。亚玛血或赫依血引起的头痛，可用名为头"高沙乐"的不同方剂缠敷治疗，关节聚集黄水而肿大时，专用治黄水药贴或不同药贴（膏药）均可起到治疗作用。

（3）放置脏器疗法：将脏器放置于患者体表患病处或其特定穴位的吮吸疗法。此法对肺、肾等脏腑陈旧赫依性痼疾有独特治疗效果。例如慢性支气管炎及肺、支气管其他赫依性疾病时，取羊热肺，喷洒与疾病相关药物后将其放置于患者双肺部体表及第 14～15 腰椎间穴位、脚心等处，再以专备驼绒护胸缠敷，即可使患者发汗，呼吸顺畅，祛除疾病。

（4）罨敷疗法：即将不同性质的药物及物质罨敷于患者体表或相关穴位治疗疾病的方法。此法对不消化病、巴达干赫依相搏引起的疾病、寒性黄水病、陈旧热后遗症、浸于筋腱的疾病、热黄水性脓疡、伤口化脓、赫依血相搏刺痛、赫依白脉合并外刺痛等有治疗效果。罨敷疗法可分为热罨敷与冷罨敷两种。

A. 热罨敷：即用热性药物和物品施罨，或将所用之药物和物品适当加热后施罨的方法。治疗不消化病及痧症时将青盐炒热，装于布袋，罨敷于胃部或第十二腰椎附近；治疗寒性黄水引起的关节痛时则用獾油将布浸湿放于患处，再将热砖罨敷于其上方；治疗热黄水性脓疡或赫依血相搏刺痛，则将毛巾浸于四味文冠木汤罨敷或浸泡于开水中罨敷，或以热水布袋罨敷。上述疗法均有加速赫依血之行、促热成熟及迅速止痛作用。

B. 冷罨敷：即用寒性药物或物品施罨，或将所用药物或物品加以冷却后施罨的方法。例如治疗因血或希拉偏盛引起的头痛、眼红刺痛等可将毛巾浸入冷水中罨敷或冰敷可迅速止痛。白喉等咽喉热性疾病可将冰或马齿苋、三子汤煎煮冷却后浸于布，罨敷喉部，可清喉止痛。疫热、搏热、散热、陈热引起的发热，可用星水（黎明前取的星月照过的水）罨敷身体或以浸巾罨敷胸前、后及前额，可立即止痛降温。

（5）泥疗法：即将患者患病部位埋于泥土中治疗疾病的方法。此法为将患者患病关节埋于天然矿泉附近被矿泉水浸泡多年的黑色黏土中，再靠阳光直射，可对黄水热后遗症、浸于关节的僵痛病及皮肤黄水病、陈旧性血黄水病、合并黏的脓疡等疾病有独特治疗作用。

（6）沙疗法：即将患者患病部位埋于热沙中治疗疾病的一种方法。沙疗是在蒙古地区民间流传的古代经验疗法。有些地区将沙疗与盐疗结合使用，称为盐-沙疗法。此法主要用于治疗黄水性关节病、腰肾痼疾、皮肤病、潮湿所致疾病、水土毒所致疾病等。例如夏季炎热时，选择干燥的沙子，将患者患病部位埋于其中，借助阳光直射使其发汗治疗疾病。

（7）水疗法：即将患病部位放置于泉水瀑布处治疗疾病的方法。此法对关节、肌肤黄水病、白脉黄水病、水潮毒所致的肌肤、关节病有治疗作用。例如，水潮毒或黄水引起的肩胛、胳膊、腰部肌肉酸痛时，根据病势及体质的不同，可在夏季将患处置于水流量不同的瀑布下，适当调节时间。

（8）拔罐与拔罐穿刺疗法：即在患者患病部位或相关穴位拔罐或拔罐穿刺结合治疗疾病的方法。可祛除赫依血与白脉运行障碍，收敛恶血与黄水，治疗疾病。例如对赫依血相搏引起的哮喘，赫依白脉引起的头、颈、肩胛等白脉行处发麻刺痛，寒性黄水及白脉引起的腰、关节疼痛，感冒引起的头痛及其他原因引起的肌肉酸痛等疾病均有很好的作用。拔罐法虽有很多种但可概括为固定拔罐、移动拔罐、拔罐穿刺等三种方法。

A. 固定拔罐法：此法为根据具体病位及疼痛情况拔一个或几个小罐。若只拔一个则放在疼痛主要部位。若拔几个小罐，则先于主要疼痛部位或其附近穴位拔一小罐，再向其白脉与气血运行方向选择距离稍远的穴位调节其他罐位。此法对祛除不固定游痛及顺脉锥痛部位的脉窍障碍有较好的作用。

B. 移动拔罐法：即指拔罐同时将其左右移动的治疗方法。例如先在患处拔罐，继而在皮肤表面将其左右移动。施术时须在附近涂擦肥皂水。此法对祛除部分集中脉窍障碍有较好的作用。

C. 拔罐穿刺疗法：系指拔罐与放血结合的治疗方法。即先拔罐，取罐后在拔罐处用三棱针刺三至五针，再施拔罐将恶血、黄水拔出治疗。主要用于肌肤间的恶血、黄水以及需要放血，但血管位于肌肤深处而难以放血时可用拔罐穿刺疗法，此时作用与放血疗法相同。

第七章 主要论著选

整体观的初次论述

在我看来，蒙医学基本理论坚持整体性与独特性统一的观点是符合民族医学发展历史与现状的。其原因为现如今蒙医学理论指导思想是以从特性到共性，从共性到特性等认知客观事物的辩证规律在快速发展。如今多数蒙医学者总结多年临床实践经验，在治疗疾病时，对生理或病理，尤其对疾病秉性进行辩证分析，了解疾病秉性，把握疾病秉性，结合发病部位进行治疗，不断取得进步和成果。也就是说，治疗病因为前提，结合实际情况辩证治疗，符合特性和共性的规律。因此，从蒙医学理论角度来看，此共性的基础即为研究机体两种秉性的根本关系。其基础性研究为三根、七素，五脏、六腑等各器官的关系。这就是蒙医学基本理论的根本——整体观。

在此，我主要分析机体两种秉性的根本关系。讲述一下我对整体观的看法。《论本医典》中记载"机体特性有两种，即为被克者七素与克者三邪……"。此"被克者"七素三秽与"克者"赫依、希拉、巴达干结合的统一体即为机体。虽然这段话某些重要方面有着不足之处，但若与以下三段话比较研究，它不仅恰当地概括了人体结构生理内部运动，还简单表述了机体结构破坏的规律，也就是说简述了病理学方面的理论。

三根可看作人体固有的阴阳五源性质结合而成的生命动力。七素食物精微、血液、肌肉、脂肪、骨骼、骨髓、精液及三秽大便、小便、汗液，是机体一切器官结构的滋养者，且是生命活动的物质基础。因此三根与七素结合而成为机体。且将三根与七素称为机体的两种秉性。当上述两种秉性处于协调状态时，称之为"依赖者"与"被依赖者"的关系。以此规律因父母精、血结合而受孕，健康发育。上述两种秉性处于相克状态时，称之为"克者"与"被克者"的关系。此规律的结果即为机体失常生病或生命终结。

因此，通过机体两种秉性相互对立统一的活动来完成机体清浊生化运动的规律是人一生形成、生存、灭亡的根本。关于此，我将以下三个方面进行论述。

一、机体两种秉性各自的本质运动规律

（一）三根本质运动

机体三根内部本质运动，即在相互对立的基础上相互统一，发挥其生命动力的作用。这种不断进行的形成、削弱运动以赫依特征性活动为动力，以希拉与巴达干相互对立活动为基础，形成其本质运动。

譬如：希拉作为热源提供热能，巴达干则主司体寒与体液，而赫依不仅作为两者正常活动的动力，同时也起着协调作用。在讲述这种相互对立、统一运动的形成前，有必要先从赫依、希拉、巴达干秉性、五源、阴阳等角度分析一下。

希拉具有热、锐、轻、臭、泻、湿、腻等七种秉性，因热、锐为主，所以其秉性为热。从五

源角度来说，希拉属火源，且因通过肝、胆、胃火及胃火分支的热性将热能传递至全身，故属阳性范畴。

巴达干具有寒、重、钝、腻、柔、固、黏等七种秉性，因寒、重为主，所以其秉性为寒。从五源角度来说，巴达干属水、土源，且因通过脑、脊髓与赫依等的功能将寒能传递至全身，故属阴性范畴。

赫依具有轻、糙、动、凉、细、坚等六种秉性。因轻、糙、动为主，所以属气源。因其秉性具有双重性，其作用方面也具有双重性。它对人体下端、骨骼、心脏与其他循行之道，以及胃火等起着动力作用，促进各阶段的清浊分离，调节机体的物质代谢。

因三根本质特性、阴阳、五源各自的特征，其运动中希拉与巴达干相互对立的性质是不可避免的。而其平衡却是相对的，有条件的。

（二）七素三秽本质运动

七素三秽内部运动即指清浊生化的过程。换句话说，即指新陈物质代谢活动。《论本医典》中记载到的"五源凝聚的饮食功效，滋养机体五源"，即指人们日常生活中所食的饮食营养通过胃、小肠等消化器官，尤其通过清浊生化运动，滋养包括赫依、希拉、巴达干在内的五源，发挥其滋养机体的作用。因全身肌肤、肌肉、骨骼、脏腑等各器官的形成或发育的根源均源于七素，所以一切器官的正常存在都应属于七素作用的结果范畴。例如：若无血素正常生化，则无法形成血液，且若无肌肉正常生化，则无一切器官的正常发育。

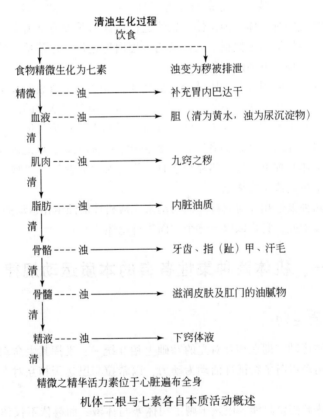

机体三根与七素各自本质活动概述

以上为机体三根与七素各自本质活动的概述。

二、机体两种秉性的正常关系

机体三根与七素在正常情况下是相互依存的辩证关系。总体上来说，三根属阳，七素三秽属阴，在三根七素相互对立运动的基础上相互依存，构成两种秉性结合的机体，通过清浊不断生化的新陈物质代谢，发挥其滋养机体的作用。然而，机体三根运动直接依赖七素三秽的运动来保持平衡，以及七素三秽的正常分离运动也直接依赖机体三根的运动。因此而固执地认为三根为"依赖者"，七素三秽为"被依赖者"的绝对关系的看法是错误的。关于此《论本医典》中记载到"疾病与机体七素三秽三者相互依存，成为受孕、生存、灭亡的根源，故称之为机体"。因此，三根七素应是相互依赖与被依赖、相互促进的辩证关系。

说明此关系首先应该结合胃三火、胃火分支及清浊分离规律来研究。上面我们引用了"五源凝聚的饮食功效，滋养机体五源"，此话可详细解释为：三根与七素三秽在相互依存的运动作用下才可完全发挥其作用。其中若主要从饮食味功效等消化规律角度来观察，清浊正常分离对胃三火的影响，以及反过来胃三火正常运动对清浊分离的影响，即为机体两种秉性相互依赖与被依赖关系的根源。因为人们日常所摄入的饮食在司命赫依的作用下，经食管进入胃后，首先被腐熟巴达干腐熟，呈泡沫状，成为甘味，能使巴达干得以补充和滋生。其次被消化希拉融解生化，转化为酸味，能使希拉得以补充和滋生。最后被调火赫依分解成精微和糟粕变为苦味，能使赫依得以补充和滋生。如此在胃三火及胃火分支的作用下，各个阶段的清浊生化直至位于心脏的精华之精华的生化全过程，即为三根、七素相互促进的过程。若我们对消化过程的"依赖者"与被"依赖者"加以分析，"被依赖者"为机体三根（胃火），而"依赖者"为七素三秽。因为在此过程中七素三秽的分离直接依赖胃火才得以完成。与此相反，若对清浊分离瞬间产生的消化末尾三味结果加以分析，产生巴达干、希拉、赫依过程中，七素三秽为"被依赖者"，三根为"依赖者"。因为在此过程中，三根借助七素三秽的正常分离来补充自己的损失。因此机体三根与七素的正常关系为相互依赖与被依赖、相互成为根源或基础、相互产生与被产生的辩证关系，而不单纯地只是依赖与被依赖的关系。

相互依存关系：

（1）依赖者：赫依、希拉、巴达干正常平衡运动；被依赖者：直接依赖于七素三秽的正常分离运动。因为此时胃三火直接以清浊分离补充自己的损失。

（2）依赖者：七素三秽正常分离；被依赖者：直接依赖赫依、希拉、巴达干的正常运动。因为此时清浊直接依赖胃三火完成正常分离。

三、机体两种秉性的反变关系

机体三根与七素三秽的反变关系，也就是说机体三根与七素三秽发生疾病时的关系主要从以下两个方面分析。一是赫依、希拉、巴达干损害或影响七素三秽，七素三秽被赫依、希拉、巴达干损害或影响的关系占主要位置；二是与此相反七素三秽在适当条件下损害或影响赫依、希拉、巴达干，赫依、希拉、巴达干被七素三秽影响或损害。因此机体三根与七素三秽发生疾病时的关系，即在适当条件下是相互克与被克的关系。因为：根据上述三根七素的正常关系，它们在各自的正常运动时相互依赖，发挥机体两种秉性统一的整体作用得以生存。因此发生反变时，正常关系被破坏是其内因。所以，三根七素发生反变的规律也是相互影响或相克与被克的辩证关系，而不是"克者"仅指赫依、希拉、巴达干，"被克者"仅指七素三秽的绝对看法。可因当时时间与实际条件的不同，任何一方可成为主要或次要方面。关于此我们来分析一下胃火衰弱的例子：胃火衰弱会出现胃部不适、消化不良、舌苔发白等症状。这是因为胃三火及胃火分支中巴达干偏盛，希拉偏衰，赫依调节功能被破坏而引起的反变。也就是说清浊分离中补充消化希拉的来源减少，补充腐熟巴达干的来源增多而导致。

人们在日常生活中若不加以注意，会遇到很多衰竭胃火的因素。以味举例来说，一般情况下若过多食用甘味，因其属水、土源，与三火中巴达干的水、土源相统一，因此会成为增加巴达干的因素；与三火中希拉的火源相对立，因此会成为减少希拉的因素。但它必须通过清浊分离运动才可发挥其效果。因此此病变中，甘味为衰弱胃火的条件，七素三秽分离是增多巴达干的原因。巴达干增多是实际结果且消化不良、胃部不适、舌苔发白是其症状。若此时观察三根与七素三秽的关系，因清浊分离补充巴达干增多，补充希拉减少，所以七素三秽为"克者"，三根为"被克者"。若认为是因巴达干增多、希拉减少而导致七素三秽分离减弱，那理所当然"克者"为三根，"被克者"为七素三秽。如此一来，甘味却成了增多巴达干的原因（关系1）。若从突发条件对立作用关系来看，这种机遇会更多。例如：从马身上跌落等外伤导致的脏腑震荡、骨骼断裂、脉断等损伤，除了所伤器官疼痛以外首先会出现赫依增多、头昏、心慌、失眠、干呕等症状。若对此损伤过程加以分析，跌落即为震荡、断裂的直接条件，脏、腑、骨、脉等震荡、断裂是赫依增多的直接原因，心慌、失眠、惊恐则为赫依增多的结果，并会显现其症状。此时使机体三根失去平衡的"克者"即为七素，而三根被七素损伤直接影响失去平衡成为"被克者"（关系2）。

综上所述，机体两种秉性的内部矛盾运动即为生命根源。研究以二者相互依赖与被依赖关系为基础的统一性与五脏、六腑等各器官的本质关系为基础的特性方面关系的正常平衡运动的规律是展现蒙医学发展期整体观论的生理理论之根本。以及研究以二者相互克与被克关系为基础的统一性与脏、腑等各器官的本质关系为基础的特性方面关系的破坏运动规律是我们病理理论之根本。

1. 机体两种秉性在胃火失去平衡时的关系

（1）条件：甘味饮食过多；
（2）原因：清浊分离的巴达干补充增多，希拉补充减少——克者；
（3）结果：胃火衰弱（巴达干偏盛）——被克者；
（4）症状：胃部不适、疼痛等。

2. 机体两种秉性因突发条件引起的反变关系

（1）条件：从马跌落；
（2）原因：骨骼断裂——克者；
（3）结果：赫依增多——被克者；
（4）症状：除骨部症状外头昏、失眠、惊恐等。

苏荣扎布. 整体观的初次论述. 内蒙古自治区蒙医药学术会议，1983

关于心刺痛防治的临床治疗见解

防治心刺痛病，须在了解病因的基础上，针对其发诱因素，调节饮食起居最为关键。据我个人临床实践，清浊分离与生化异常是引起心刺痛的重要因素。于此将从以下两个方面讲述个人观点。

一、清浊生化与心脏

最重要的是研究血液反变的原因，因为此病与精华不消化有直接的关系，血液生化异常是其最根本原因。蒙医学观点将人体看作是三根、七素三秽的平衡为生理基础的整体。三根七素在相互依赖与被依赖的根本关系的基础上相互结合，相互促进运动，完成清浊生化。只有此运动的平衡得到保障，才能确保人体三根的生理内部活动如常进行。如果此平衡被破坏，将变为相互克与被克的关系，人的整体内部活动趋于不正常。因此预防和治疗精华不消化，确保胃火温与七素正常生化乃是关键所在。蒙医学古籍中记载"无缘病因便无果"，因此以预防有害因素，采纳有利条件为原则。

在日常生活的饮食及身、语、意三业中，使胃火温与七素生化发生异常的条件是非常多的。简单举例来说，若过度食用重腻功效、甘味饮食，则与胃三火温之巴达干重、腻秉性成分以及其水、土源相相辅，与希拉秉性之锐、热成分与火源相对立，使清浊分离与生化结果中补充希拉的来源减少，补充巴达干的来源增多而导致巴达干偏盛、希拉偏衰，胃火温衰减，从而引起胃内浊不消化。未彻底分离生化的饮食精微进入肝脏进行清浊分离生化，生成血液时发生精华不消化，从而引起血液浑浊，脂质增多。

身、语、意三业方面过度、不及、反常也是很重要的因素。例如，若心业长期过度，将于赫依秉性之轻、动成分相辅，成为增多赫依之条件，使胃火温平衡的失调；若不参加身业活动，长期静坐，将与巴达干秉性之重、固成分相辅，不仅成为巴达干增多、希拉减少之条件，还会影响全身赫依血运行，直接影响清浊生化；另外，巴达干、赫依体质特性或年岁渐老的人们因生理性赫依增多而引起胃火不平或胃火衰减之趋势。上述例子均为使胃火温衰减，浊与清不消化，成为血液黏稠的不利因素。因此影响清浊生化的内因是胃三火温与七素滋生异常。

心脏与命脉直接连接，是全身血液循环的中心。心脏依靠普行赫依之轻、动与能成希拉之锐、热作用不断运动，通过血液循环将营养传递至全身。若血液精华不消化引起浑浊，将直接影响命脉与心脏。另一方面从心脏本质特性来讲，一是心脏位于巴达干之总区域，因巴达干秉性之重、钝与水、土源之特性，而容易受热能衰减引起精华不消化；二是因心脏本身为赫依之位，即使患热性疾病也会将热隐伏，引起心脉受累；三是因心脏本身为普行赫依之循行之道，易受心业过度而引起的心理方面的影响，而且症状及疗效也时刻反映着赫依特征。四是因心脏不仅完成着清浊生化运动的动力及传递的重要作用，还将七素最终精华"生命活力素"收纳于心脏，传递至全身。因此七素之清浊分离正常与否直接影响着心脏的生理和功能。

二、心刺痛的临床分型及治疗

心刺痛可分为赫依刺痛、血性刺痛、黏刺痛、白脉性刺痛四型。但因实际所遇患者的本质特性、年龄、季节、生活习惯等条件的不同，很少有单一型的刺痛。

临床表现为胸骨中部或下部、左肋区不适，沿肩胛骨与左肱骨绞痛或僵痛且心悸、运动时气短等症状，在心急、恼怒时尤为明显。每次发病时刺痛程度与时间均有不同。一般持续 1~5 分钟，有时可延长。发病时会出现胸憋、气短、苍白、大汗淋漓等症状，出现濒死感。

心赫依刺痛，则会出现头晕、失眠、畏惧、开心、难过、健忘等症状。疾病多于精神受刺激或饥饿时发病。发病时出现部位不定、游走性刺痛，脉象粗、空、停顿，舌干、糙等症状。

心血性刺痛常发病突然，出现低热、心尖部不移动剧烈刺痛、暂时性不语、手脚失灵、痛苦难耐等症状，同时会出现烦躁不安、眼红等血反变症状。脉象短而滑、曲、搏动不齐，舌黄白、略有舌苔。

心黏刺痛表现心前区或腋下不移动锥扎样剧烈疼痛，同时出现寒战、周身酸痛等症状。此型病势重，可危及生命。脉象短促有力或虚细交替出现。

心白脉性刺痛多在受寒或出汗受风后发病。主要沿着肩胛、颈项僵痛，肱骨酸麻，尤其以左边为主。同时心周及肋间阵阵刺痛，以及颈、肩胛以下，肱骨开始至大拇指和无名指出现麻木症状。

临床上将血、希拉合并者为热性，巴达干、赫依者为寒、三根合并者为聚合性。

治疗宜在镇赫依的前提下，助胃火，辨证治疗为原则。一般以十一味檀香散为主，选用十六味肉豆蔻散、七味广枣散等。赫依刺痛可用肉豆蔻、小茴香、广枣、木香、丁香、阿魏、黑芸香等量汤送服；血性刺痛可加六味止痛散，用黑芸香、旋覆花等量汤送服；黏刺痛可加黏泻剂，用肉豆蔻、黑芸香、大黄、藁本等量汤送服；白脉性刺痛可加珍宝丸，热性用十三味乌兰汤加黑芸香煎汤送服，寒性用荜拨、檀香汤送服；聚合性用三十五味沉香煎汤送服

在治疗过程中，若适当施按摩或针刺、灸疗、放血等疗术，效果更佳。

（苏荣扎布．关于心刺痛防治的临床治疗见解．内蒙古自治区蒙医药学术会议，1983）

六基证病变及其分辨

蒙医学基础理论有着三大特点，即整体观论，辨证分析论，治疗病因为前提结合实际情况辨证治疗论。其中整体观论乃是其精髓。在此，我将以整体观为指导，简单论述六基证及其分辨。

一、关于六基证病变

六基证病变即由赫依、希拉、巴达干、血、黄水、黏虫等引起的病变。

伊希巴拉珠尔在其《甘露点滴》中记载"临床疾病可归纳为赫依、希拉、巴达干三，它们两两合并为三，三聚合为一，但其贯乃赫依、希拉、巴达干、血、黄水、黏虫等六基证"。虽然疾病种类繁多，但古代蒙医学家们在长期的临床实践过程中不断总结经验，将疾病秉性总结为六基证，并归纳为热、寒两性。进一步细究，将一切疾病病因归纳为六种，秉性归纳为两种来诊断。上述六因中前三者为三根内部活动反变所引起的基本病因。中间两者为七素内部活动反变所引起的专门病因。后者为其本质特性所引起的特殊病因。以及正如一切事物均有两面性，从客观角度将疾病秉性归纳为热、寒两性。

人与自然是相互对立统一的关系，而人体则为此大自然系统的缩影，因此也是对立统一的整体。根据《白琉璃》等古著记载，视为宇宙由土、水、火、气、空等五源功效之精华凝聚而成，称为"外五源"。而人体是以含此五源的三根（赫依属气源，希拉属火源，巴达干属水土两源，空源则遍布赫依、希拉、巴达干三者）为滋生的根本。《白琉璃》中又记载"空源遍布，受孕时空源之精华生成思维，骑乘赫依定于母体宫内；气或木源是生成筋脉之根本；水源生成血、黄水，依赖筋脉依次生成……"并将此称为"内五源"。父母七素之精华——精、血因根、素成分之相互依赖活动而结合成胚胎，形成根素结合的有机整体。《论本医典》将此称为"机体两种特性"。机体此两种特性为始初受孕、中间生长发育、末尾毁灭的基础。

从生命内部活动方面来讲机体三根总体来说属阳，对机体内部活动的一切运动的动力、体温、体液等方面有着重要作用。犹如世间万物生存都离不开空气、阳光与水。

血等七素总体来说属阴，是机体三根的物质基础。犹如世间万物生存离不开土壤。

阴阳二者相互对立统一运动过程中形成的黄水是具有火源与水源特点的液体，有着滋润机体各器官运动的作用。

由血、黄水从七素内部活动反变角度来看，若三根与七素时刻处于相互依赖与被依赖的协调状态，清浊生化、新陈代谢等运动如常进行，机体七素生理活动亦有了保障。但若三根与七素处于克与被克的相克状态，机体生理活动发生反变，成为疾病的内因。一般情况下机体三根内部活动失去相对平衡在先，因此，将赫依、希拉、巴达干称为一切疾病的基本内因。

三根与七素内部活动处于相克状态时，七素生化的内部运动将发生病变。一般情况下，血的反变在先，继而伤及黄水，因此将血与黄水称为机体七素内部运动反变的专门内因。

根据古著记载及临床实践，所谓虫和黏是指肉眼可见致病虫与肉眼不可见微生物体，此虽隶属于外缘范畴。但因外部环境因素传染入人的机体后，直接驾乘精华与血循环致病（古籍称为血虫），使机体产生猛、急、暴、难，且假象特点的虫或黏性疾病。因此将其称为特殊病因。

如上所述将一切病因归纳为六个基本因素，将血、希拉归纳为热性，巴达干、赫依归纳为寒性，黄水、虫、黏归纳为热、寒两性。

二、如何辨别六基证病变

六个基本因素不仅会各自引起本因性疾病六基证，还会以相互合并或相互聚合的形式引起他因性疾病。下面我将简单介绍六基证的单一证、合并证、聚合病的概念以及其分类。

1. 单一症

单一症即指疾病内因角度某单一因素占偏盛的阶段，而无完全单一证。因从蒙医学基本特点的整体论来讲，机体某一部位患病时，其整体三根与七素正常活动无不受统一性影响。因此，也不会有不影响三根七素正常活动的病变。此观点越加阐明了没有绝对的单一证。《秘诀医典》第十五章中记载"赫依、希拉、巴达干犹如父兄弟。一遇影响其二则不安"。因此单一证是指某一疾病发展阶段六基证之某一明显偏盛。或习惯性将某一疾病统称或专称，以及疾病发病部位称为单一证。例如"赫依病""乎扬刺痛""心悸"等。

关于如何分别单一证，根据《论述医典》记载，从病邪角度分为赫依、希拉、巴达干三种。从病势角度分为18种。从基本病变病内因角度分为赫依，希拉，巴达干，血，黄水，虫、粘等六种。从病势角度分为轻度、中度、重度偏盛各六种，偏衰分为轻度、中度、重度各五，共33种。

2. 合并症

合并症即指两种基证合并发生或一种原发病上又患另一种疾病，属他因性疾病范畴。

其中包括两种基证在同一病位合并发生，或一种基证在两个不同病位发生等情况。若先、后发生的时间不同，则将先发疾病称为主证，后发疾病为合并症或称为合并症。

合并症的鉴别，根据《论述医典》，按基本病因可分赫依希拉、巴达干赫依、希拉巴达干3种，按病势分18种，按基证可分15种。

3. 聚合症

聚合症是指三种以上基证并发的疾病。形成聚合症机制较复杂，症状多变。根据《论述医典》记载按病因1种，按病势可分26种，按基证可分42种。

综上所述，根据本人习读古籍、教学经验和多年临床工作观察以及蒙医学现代发展趋势，初步论述了蒙医学三个基本特点和六基证是一切疾病的概括，也是今天我们研究和临床治疗必须遵循的纲领性根据。在此基础上提出，基本病证概括为单一症偏盛 6 种，合并症 15 种，三证聚合 2 种，四证聚合 15 种，五证聚合 6 种，六证聚合 1 种的认识。

[苏荣扎布．六基证病变及其分辨．蒙医药，1986（1）]

论蒙医学基本特点

蒙医学是认为人和自然是相互对立统一的整体，以这种整体观的理论来观察、解释人类生命一切活动的基本规律及预防疾病、延长寿命，对疾病首先以病因诊治为核心的一种医学。蒙医学在古代朴素唯物主义的思想指导下，在长期的临床实践过程中，创造性地汲取了古印度医学及藏、汉等兄弟民族医学的精华，不断完善，发展成为具蒙古民族特色的理论的一门独立的医学体系。

以人体为研究对象是所有医学的共同点，但蒙医学研究人体具有其自己的特点。所谓的特点是相对于西医等其他医学而论的。即对人体的认知、观察方面和研究方法有着不尽相同。因此，在学术理论系统的生理、病理机制、诊断和治疗等方面都有不同特点。此理论特点包括整体观理论、辨证诊断理论、以内因治疗为前提等三个方面。

一、关于整体观理论

概括而论，人和自然是相互对立统一的整体。因人的本身是这个大系统的缩影，所以人体也是相互对立统一的整体。比如，蒙医学认为宇宙万物归属于土、水、火、气、空等五源，人体是以五源缩影——三根（赫依—气源，希拉—火源，巴达干—水土两源，空源则遍布赫依、希拉、巴达干三者）和七素的相互依存运动为基础的对立统一的有机整体。

蒙医学从这个理论的角度去研究人的胚胎形成、生长发育、生存以及衰老、消亡的生命运动的规律。同样的，研究机体发病机制时，也以根和素的相互损害的相克关系规律变化为基本研究对象。因为，人体三根和七素的对立规律是绝对存在的，而它们相对平衡的关系则是相对的，有条件的。人体三根，在机体整体的内部运动中，归属于阳性范围之内，起着机体第一特性的作用。三根内部不断发生运动是由阳性中的各质的特征引起。比如，希拉性热属阳；巴达干性寒属阴；赫依因轻、糙，在寒热方面具有双重性，以其循行之道遍布全身，调节希拉和巴达干的相对平衡，对希拉和巴达干的正常功能及全身生理运动起着动力和指导作用。

七素在机体内部运动中，属阴，不仅起着机体第二特性的作用，同时还是三根运动的物质基础。在总体阴性中因各素特点食物的精华、血液、骨骼属阳而肌肉、脂肪、骨髓、精液属阴，为各素内部必然运动提供能量。

因此，三根与七素以阴阳关系为机体的两种特性，通过相互依存、相互促进的不断运动，促成机体清浊生化的排泄与吸收运动的同时保持其正常功能。清浊生化的结果中，清被七素吸收，浊则成三秽被排出体外。

二、关于辨证诊断理论

此乃指通过对病缘、病位、发病季节、体质特性等当时所遇的主观和客观两方面所有情况的辨证观察，对疾病进行总的和分别的诊断。也就是说，蒙医专家们观察疾病时首先从整体观入手，通过问、望、触三诊所积累的材料，结合《辨病十要点》，进行辨病分析，准确掌握病因、病性和外表的关系，辨别原发病以《六基证病变》特点的单一型、合并型、聚合型哪种为主为目的。

如此，将原病本质分为寒、热两种，对疾病进行总的诊断。

1. 三诊概括　三诊指问诊、望诊和触诊。

（1）问诊主要包括以下三个内容：问病缘（问时令、问饮食、问起居、问其他因素）；问病秉性（问疼痛部位及疼痛特点）；问利害（问饮食、起居、药、疗四施的利害情况）。

（2）望诊主要包括以下三个内容：望体表（望神采、望动作、望体态）；望五官（望眼、望鼻、望耳、望舌、望唇）；望排泄物（尤其观察尿的三时九律）。

（3）触诊主要包括以下两个内容：触摸机体局部（触及病变部位和赫依、希拉、巴达干、脏腑穴）；脉诊（十二种总脉象）。

2. 辨病十要点概要　诊病十据即指病缘、主证、病变部位、发病时节、住所、病人体质特性、年龄、生活习惯、元气、病情急缓等。下面简单介绍上述十项内容。

（1）从病缘方面辨别观察：主要观察以下四缘。

饮食：在疾病发生方面起主导作用的日常所食用饮食的性味、量、时间等哪些方面起着不良作用。

起居：主要从身、心两业方面。比如，了解身、心活动是否过度或不及，或是否因突发事故而导致，或惊恐、愤怒、悲伤等情绪因素等。

气候：主要了解一年四季的自然气候的过盛、不及及反常情况。比如，人体三根在日夜 24 小时以及四季更替过程中有规律地进行着蓄积、发作、平息的变化。

其他：主要观察在日常生活中的突发事故，尤其是思想方面的打击、突发事件、传染病等。

（2）从主证方面辨别观察：无论疾病症状有多少，都从疾病秉性和疾病利弊两方面辨别观察。还要通过《病性辨证》来辨别症状与内因是否存在假象。

从疾病秉性方面辨别观察时，首先要观察赫依、希拉、巴达干三根的偏盛、偏衰、相搏变化特点，或观察是否有血、黄水和黏虫等的损害而引起的症状。也称为《六基证病变》或《病根》观察。

从疾病利害方面辨别观察时，主要观察发病前期和现阶段的饮食、起居、气候和其他条件等的利害，并结合《六基证病变》辨证观察。

（3）从病变部位方面辨别观察时，在观察五脏六腑、皮肤、肌肉、脉、骨、脏腑之内、外、间等全身各个部位的疾病特点的基础上，观察实际病变部位的症状。

（4）从发病时节方面辨别观察，主要指季节变更对疾病的影响。

（5）从病人住所方面辨别观察时，主要观察患者住所的干燥或潮湿、过热或过冷的客观条件对疾病有何影响。

（6）从病人体质特性方面辨别观察时，主要观察患者是以七种体质特性的哪种为主，尤其机体相对平衡被破坏时，体质特性对疾病变化有着一定影响。

（7）从病人年龄方面辨别观察，因随着人们年龄的增长，机体内部运动不断发生变化，根据这个规律可观察到年龄对疾病的影响。

（8）从病人生活习惯方面辨别观察。人们在生活中已经形成的习惯与机体有着密切联系。尤其在三根与七素间为相互克制的关系时，生活习惯对疾病的影响尤为敏感。

（9）从病人元气方面辨别观察。人体元气分为原有元气、季节元气和治疗元气，上述三种元气的强弱对三根七素的内部运动有着直接影响。因此，可从病人元气观察到疾病变化。

（10）从病情方面辨别观察。主要从急性与慢性对疾病的直接影响的角度去观察。

上述十条即为传统蒙医学诊治疾病时必须遵守的十项原则。

三、关于病因治疗为前提

此为蒙医治疗一切疾病时必须遵守的基本原则，同时也是蒙医学各科临床的基本特点。在此，我简单介绍内因治疗为前提和根据实际情况辨证治疗的两项原则。

（1）内因治疗为前提是从将人体视为一个整体的角度上提出的。换句话说，引起疾病的实际因素有很多种，但因人体内部活动变化而引起病变的基本原因为赫依、希拉、巴达干三者。以及无论三根与七素相辅相克关系时的变化原因有多少，因七素内部运动变化而引起病变的原因只有血、黄水。无论感染致病原因有多少，都可归属于黏虫。从整体观来看，上述六项为致病总病因，因此称为《六基证病变》。上述六项单一病变称为《自因性疾病》。治疗此类疾病，要判断六因之某一个的偏盛、偏衰、相搏的哪一种病变在机体中占主导地位，然后再以自因性疾病治疗原则诊治。偏盛病变降法治疗，偏衰病变滋养治疗，相搏病变正体治疗。此乃治疗一切疾病的前提。

（2）根据实际情况辨证治疗原则，是指结合六基证病变的合并、聚合与疾病某阶段特点辨证治疗。也就是说，要从所有疾病，因时节、环境等因素的不同而变化的角度去诊断治疗。六基证病变中有合并、聚合等多种疾病类型。其中两种病合并称为合并症，三种或三种以上更多种病合并称为聚合症。合并症与聚合症又称为《他因性疾病》。在治疗他因性疾病时，要注意病程的不同阶段中以哪种形式聚合，病情轻重如何。

根据疾病特点治疗时，结合病缘与病位尤为重要。众所周知，宝如病为聚合病，但如不辨别宝如病的形成类型和病情轻重，治愈将难上加难。虽说四中类型宝如的治疗原则互不相同，但如果不结合病位特点辨证治疗，病和药难以相触。比如，胃宝如和肝宝如的治疗方法不同，因为胃以巴达干为主，肝以希拉和血为主，因病位不同而致聚合类型与病情不同。因宝如根源类型不同而使宝如病变位置发生改变，因此治疗方法也不同。宝如在胃或肝中以散型、盛型、滞留型和瘀积型四种的某一种为主发生病变，且以肝和胃为主，大肠小肠为辅，因此需要谨慎诊断治疗。

综上所述，基于血、希拉的病变使用寒性治法，基于巴达干、赫依的病变使用温性治法治疗，黄水与黏虫因具两重性，故合并哪种便结合其治疗。尤其黏性疾病要根据其性质与病位，辨证治疗。

四、治病四施概论

蒙医如上述的整体观为指导，对疾病诊断后，制定治疗原则与方法，选择合适的药物、外治法、饮食、起居等四施辨证治疗。治病时，上述四施各自的功效不容小觑。

1. 药物疗法

蒙药主要分为植物药、动物药、矿物药三种。蒙药遵守适时采摘与按规则炮制的原则。制药时根据蒙药六味八功效，十七效能，以味为主，以功效为主，或味、效结合制作。传统方剂的剂型有汤剂、散剂、丸剂、搅合剂、油剂、灰质剂、膏剂、酒剂、鼻用药剂、催吐剂、泻剂等。如今也有了片剂、水剂、溶剂等多种剂型。通常，蒙药最多每次服用 3~5g，每日 3~6 次。

2. 外治术疗法

外治术疗法即从人体外部使用不同的方法、途径来预防和治疗疾病的方法。它包括放血疗法、拔罐穿刺疗法、天然矿泉疗法、五味甘露疗法、骨汤浴、酒糟罨敷疗法、缠敷疗法、罨敷疗法、色布苏疗法、涂擦疗法、巴日亚疗法、盐沙疗法等。

3. 饮食疗法

饮食分为活血清热、驱寒助火、强身健体等类型，根据疾病不同类型趋利避害使用。

4. 起居疗法

起居疗法指以"身语意三业"治疗疾病。概括来说，根据所得疾病的性质，选择安静舒适的环境，进行适度的体育锻炼，使患者保持心情愉悦，对战胜疾病充满信心。以及热症需在阴湿环境中适度克制身语意三业，静养为佳；寒症则需在温适的环境中适量增加身语意三业。体质薄弱的患者则需适当参加体育锻炼。

[苏荣扎布．论蒙医学基本特点．内蒙古蒙医学院学报，1990，2（1）]

蒙药希莫吉勒-1 号治疗体表淋巴结结核 102 例疗效观察

体表淋巴结结核是临床常见病。目前用西医，中医，中西医结合治疗等虽有一定疗效，但都不理想。我们通过蒙西医结合，发现治疗周期短，疗效显著，不留瘢痕等特点。简述如下：

一、材料与方法

（一）病例选择

此组 102 例患者，系 1988 年 5 月 1 日至 1990 年 12 月 1 日期间在我院蒙西医结合门诊就诊患者，诊断为体表淋巴结结核患者。其中男性 28 例，女性 74 例。年龄在 10 岁以下 8 例，11～20 岁者 23 例，21～40 岁者 64 例，40 岁以上者 7 例；最小年龄为 3 岁，最大年龄为 47 岁。其中结核性炎症 97 例，脓肿型 3 例，溃疡窦道型 1 例，混合型 1 例。病程 6 个月内者 56 例，7～12 月者 11 例，13～24 个月者 19 例，25 个月～10 年者 16 例；病程最短为 10 天，最长为 10 年。除 9 例新患者外，其余 93 例均用其他治疗未愈者。

（二）治疗方法

1. 内服药物治疗

希莫吉勒-1 号：该药有丸散两种剂型（此方剂由诃子、栀子、川楝子、枇杷叶、紫草茸、黄连、决明子、红花、文冠木、白云香、黑云香、瑞香狼毒等 19 味药物组成）。无论新患、旧患，各型病例均服用。每日 3 次，每次 3g，饭后口服。

十五味芸香嘎日迪丸，各型病例均服，每晚服 3g，温开水送服。

2. 外用药物治疗

口服蒙药的同时，根据淋巴结肿大的程度，将 30% 的九味瑞香狼毒软膏涂于消毒纱布上贴敷患处，隔日换药一次。

3. 西药辅助治疗

在服用蒙药的基础上，对脓肿型病例先用注射器抽出局部脓汁，后用链霉素或烟肼异溶液反复冲洗脓腔，隔日一次。冲洗后，将 30% 的九味瑞香狼毒软膏贴敷于患处。

4. 外科辅助治疗

对于溃疡窦道型病例，在服用蒙药的基础上，切开窦道清疮。然后将 30% 的九味瑞香狼毒软膏贴敷于局部。

二、结　　果

（一）治疗时间

以始服药时计，30 天内治愈者 20 例，31～60 天治愈者 59 例，61～90 天治愈者 23 例，平均服药 51.9 天治愈。

（二）疗效

根据《临床疾病诊断依据治愈好转标准》，治愈者 80 例（78.42%）；近期好转者 22 例（21.58%）；总效率高达 100%。而且在半年后的采访中，无复发患者。

三、讨　　论

体表淋巴结结核多见儿童和青壮年，且好发于颈部。此疾病虽不涉及生命危险，但治疗较棘手。传统的西医抗结合药物多因病变局部血液药浓度较低，而不易实现有效抑杀菌作用。或因副作用而使治疗失败。虽然病灶清除术配合抗结核药治疗，可提高疗效，但术前术后用药时间需较久，总疗程仍长。不仅如此，患者还遭受手术之苦。对于年轻患者，尤其女性患者，手术易留瘢痕，影响容颜。近年来，虽然有中西医结合治疗取得较好疗效的报道，但复发率仍然高于 5%。我们采用蒙西医结合治疗体表淋巴结结核的主药方希莫吉勒-1 号是我们研究小组多年的验方。此方由整体观点出发，根据蒙医精浊分离理论，其有清热解毒、杀粘，收敛生肌，燥黄水，疗伤排毒、消肿作用。配以十五味芸香嘎日迪丸，可加强清热杀粘，排毒消肿，止痛生肌功效。外用九味瑞香狼毒软膏敷于患处，使药物直接作用于病灶而提高疗效。

按传统用法，九味瑞香狼毒软膏用鸡蛋清或食醋调敷，但此用法易干而无法发挥其完全作用，干后患者伤口处有不适感等缺陷。根据这些情况，我们用医用凡士林配成 30% 的软膏，改善了以上缺陷。

四、结　　果

我们通过蒙西医结合疗法治疗体表淋巴结结核，疗效高而稳定，治疗周期短，复发率低，无副作用无疼痛感，不留瘢痕而且简便易行等特点。

［苏荣扎布等. 蒙药希莫吉勒-1 号治疗体表淋巴结结核 102 例
疗效观察. 内蒙古蒙医学院学报，1990，2（2）］

遵循蒙医学规律传承伊希巴拉珠尔思想

著名学者伊希巴拉珠尔为蒙医学发展做出的贡献在理论、药材、外治术、临床等各方面都很卓越，永不磨灭。他为蒙医学发展开辟一条新的道路。蒙医学是蒙古族自古传承的医药和临床方法经验丰富的传统医学。伊希巴拉珠尔将这些丰富内容与自己多年的临床经验相结合，科学性地总结，使它更加理论化，将蒙医基础理论和医药发展进一步规范化，推上新一层台阶。这充分体现了传统实践医学发展的独特规律。

下面我将简单阐述伊希巴拉珠尔为蒙医学发展做出贡献的创新和现代蒙医学的整体观理论概括以及传承伊希巴拉珠尔学术思想，将蒙医学发展推进新的台阶等三个方面的内容。

一、伊希巴拉珠尔为蒙医学发展做出创新的贡献

伊希巴拉珠尔是清代著名蒙医学家、哲学家、历史学家、历法学家、语言学家、作家。他在1751～1786年写的《四部甘露》、《识药白晶镜》中整理、理论化了蒙古民族的传统医学与临床经验方法，奠定了蒙医药独特的理论基础。在此过程中没有采纳古籍中有些观点或纠正完善了古籍中的一些观点，创造性提出自己新的观点丰富了蒙医学理论。如将《根本医典》记载的《赫依与巴达干性凉如水，血与希拉性热如火，黄水与虫并存于寒热》的总结病性的理论问题，他归纳、提出为《六基证病变》写入文章中。我认为，它包含了以下几个观点：①一切病因可归纳为上述六种。②人体三根七素病变也是以以上六项为根本，故将其规范为《六基证病变》。③疾病秉性概数也是此六种。此外，他还创新性的提出在古籍中未提及的诸多新的思想理论、治疗、药物·疗术等。尤其着重突出寒病，清楚提出其概念、病种、发生与改变。如在《甘露之泉》中记载《由赫依引起之寒为小寒，由巴达干引起之寒为中寒，两者并存引起之寒为大寒》；关于寒病患病部位方面提出肉、皮、私间等十一个部位，将种类分为以性别分为男女两种，以病因分为赫依、希拉等六种，以因果分为内因为消化不良，结果为痼疾等两种，以病程分为初期为胸口巴达干等六种，末期为扩散等四种，以病根分为胃火减弱、手脚僵直、尿精淋漓等九种。并将著作内容以新颖的编排方法突出六基证病变、重要十症等内容。在首次提出重要十症时写道：

> 温病旺如火
>
> 寒症重如土
>
> 吐症狂如风
>
> 泄症湍如水
>
> 刺症钻如箭
>
> 赫依热亲如友
>
> 寒热抗如敌

等鲜活的语句形容疾病特点。

在外治术方面编写的治疗脑震荡的三种震脑技术成为现代蒙医学传统外治术的独特治疗方法的一种。以及创造了以驼绒灰止血法、戒酒法、防冻法、预防与治疗獭毒与獭疫、膏剂的制法与用法、白骒马奶与马奶疗法、制药方法、服药方法等众多独特治疗方法与方剂。与此同时，还汲取中医的部分药与治疗方法。伊希巴拉珠尔不仅有着渊博的医学知识并且将这些贵如珍宝的知识无私的传承给子孙后代。他的著作内容深奥而易懂，语句通顺且对人们的研究有着强大的指引与感悟力。

二、看现代蒙医学发展时必须回望伊希巴拉珠尔的贡献

因伊希巴拉珠尔的贡献而发展的蒙医药由20世纪40年代以来，在党政领导与民族政策的照耀下，从过去的凌乱散落发展为有组织、有机构，临床、教学、研究等方面从无到有，从小到大发展。我个人从医生涯已有55年，蒙医药如今的情况与我刚开始学习、工作时相比有天地之差别。下面我从众多变化中概括性地论述一下现代蒙医学基础理论发展方传承着伊希巴拉珠尔学术思想的实际情况。近年来，从事蒙医教学与临床研究的学者们团结一心，刻苦钻研，不懈努力创

新，取得累累硕果。解析这些成果能更清楚地看到我们的发展。这与尊重伊希巴拉珠尔的实践，不断科学性总结进步精神密切相关。如阅读20世纪50年代蒙医学教学事业初次进入大学教程时所使用的教材、参考书及80年代编写的蒙医药学院统一使用的第一部教材和《中国医学百科全书——蒙医学》，21世纪初出版的《蒙古学百科全书——医学》，以及近年来出版的众多其他专著，一些友人发表于国际或省市级科研杂志或报纸的优秀代表性作品，如今蒙医学理论的规范化与发展更加清晰。其中就基础理论与诊断学、治疗原则与治疗方法等内容简单阐述如下：

1. 基础理论内容概要

现代蒙医学基础理论以阴阳学说为基础的整体观理论为指导，将人与自然、五源与三根的相对平衡的关系为前提，从三根七素的正常清浊生华运动及父母健康无患的精血结合来研究胚胎形成规律，即为人体形成的根据。

机体三根七素内部运动以"依赖"与"被依赖"的相互协调关系为基本观点，研究脏腑、器官及身语意的正常运动为生理学理论的主要依据。

机体三根七素内部运动以"克"与"被克"的相克关系为基础，研究脏腑、器官及身语意的正常运动被破坏时的症状轻重、范围等为病理学理论的主要依据。

总的来说，机体的两种特性（阴阳）的内部矛盾即相互对立统一的运动是一切生命的根源。研究机体的两种特性相对平衡为基础的一个方面和脏腑等各器官及身语意运动的独特关系为基础的特征的另一个方面的运动规律，是反映现代蒙医学整体观特征的理论根源。

2. 诊断学内容概要

蒙医学诊断疾病的过程中首先重视病因诊断（三个根本内因，两个专门内因，一个特殊病因）与病位相结合，视"六个基本病因"的哪种为主，累及哪些器官作出初步诊断为基本原则。通过三诊所积累的病历资料，结合"辨病十要点"，进行辨病分析，准确掌握病因、病性和外表的关系，才能准确诊断病情。以及，反应疾病本性的症状与假象相区分是消除误诊的关键。

通常，一种疾病会有很多不同的症状。但并不是所有症状都是疾病。因为一种疾病除了有反应疾病本质和特性变化的主要症状外，还有因患者年龄、性别、体质特性、生活习惯、住所、季节等不同原因影响而出现各种现象，甚至出现不寻常的假象症状。因此，严格遵循《六个基本病因》与心、身某部发生病变的主要特征规律来辨证诊断极为重要。

3. 疾病治疗原则学内容概要

现代蒙医学治病原则主要为本因治疗为前提和根据疾病实际情况辩证治疗两项。也有很多特异原则。关于这个学科现在很多文章中提到辨别病情治疗、结合"十项注意"治疗等47个原则。

4. 治疗方法学内容概要

蒙医学疾病治疗方法有补法与消法两种。特异治疗方法也有很多。关于本学科有结合疾病病缘、患者生活习惯、病位、发病时间、患者年龄、性别、体质特性等条件的不同辩证使用"十施"（饮食性有热有寒，起居包括心身，药物性有热有寒，外治术有软疗法和峻疗法）的48项或更多的治疗方法。

三、传承伊希巴拉珠尔学术思想将蒙医学推向进新的台阶

传承伊希巴拉珠尔学术思想，首先要忠诚于他的民族文化历史，尊重祖传的临床实践，科学

性总结、提高发展的美好科学习性。更要学习伊希巴拉珠尔的不断创新精神。

大学者伊希巴拉珠尔在他生活的两百多年前的社会条件下，精通于大小五明，用藏语编写了71 部作品，其中包括历史、哲学、历法、医学、文学、语法等。并把它编成八部，木板刻印发行。他以如此惊人的知识能力在蒙、汉、藏等地区和世界部分国家盛名。我们要永远传承、学习并发扬科学家的威严和留给子孙后代的珍贵精神。1988 年，伊希巴拉珠尔逝世 200 周年，在内蒙古蒙医学院校园用汉白玉石为他雕像，只为永远歌颂他的丰功伟绩，展望未来无限的发展。

蒙医学传承伊希巴拉珠尔学术思想，未来道路是宽阔的。近几年，随着祖国改革开放的深入向新发展，我看，今后我们应该探寻发展有两个途径。

第一，以现代新技术、高科技的方法深入研究，发挥蒙医学的作用，在医药范围内加强开展新研究。与此同时，临床上蒙西医治疗方法相结合，更应该用现代理论工具和新技术，完善蒙医学的不足之处，进一步提高治疗。其中应该有掌握新技术的文武双全的人才，而且还有具备科学研究的高新现代化设备等条件是最关键的。在我看来，解决这个问题最好是充分利用现有的条件，有目的、有计划地培养自己的人才，且培养研究生等以各种方法快速培养是关键问题。同时，还可以与具备条件的其他研究单位合作研究。但要注意合作者应该对蒙医学事业有正确的认识和足够的热情。此外，还可以让自己的人才到区外大学或研究机构培训。

第二，科学总结多年积累的临床实践经验传统医学的发展规律。从古至今蒙医药的起源、发展、进步都沿着这条道路前进的。理论源于实践，再指导实践不断发展是我们这个实践性医学的发展规律。以这个规律发展必有参加蒙医药临床实践一定时期的经验丰富、技术高超的医学支持，还要有总结研究和提高到理论化水平的年轻人才的配合。以此更进一步研究规范现代蒙医阴阳学说为基础的整体观论，完善和诠释其独特的理论。

现代蒙医学在蒙药和临床方面有较多成就，但也存在不少不足之处。以此提出建议，在今后的工作中需注意的是：在克服盲目坚持古籍中的某些学说，而研究学习其优特点的方面有些欠缺。远在 1957 年在呼和浩特大昭参与蒙医古籍的翻译研究工作时，能默背《秘诀医典》一切大小题目的锡林郭勒盟的一位著名医生说过 "我不能用《四部医典》来治病，而是用《观者之喜》或《普济方集》、《珊瑚颈鬘》治病"，是值得深思的一句话。现在临床上使用的一些处方或处方的药品作用仍是几百年前我们祖先总结的经验处方。大部分医生都用的 35 味阿嘎如散、伊和汤、六味安消散等药的原创人并不是在实验室做药理实验、化学实验而得到的成果，而是从漫长的传统临床实践中来。当时的气候、地区、时间、生活习惯和生活水平等社会条件与现在有巨大差别。因此，当时的患者与疾病，病性、药性等也不同。从临床实践来看现在使用的处方与处方作用有很大差别。一些处方名字与过去相同，但成分已改变，剂量更是不同，总体来说药物作用优于过去。但是它们在实践中取得的成效在一些医生那里成为秘方。解决这个问题，我希望首先在大学、学院及研究机构的学者、领导必须重视现阶段的研究课题，在认识方面尊重、看重。其次，以专业研讨会等方式在全区或八省市范围内收集、整理、研究开发临床实践中特别有效处方或秘方。只有这样才能在蒙医药研究领域将现代高新技术和传统性发展规律两个途径并重，对医学事业的快速发展有着重大意义。

回想蒙医学起源、发展、进步的过程，大学者伊希巴拉珠尔的贡献更加明了，更加辉煌。现代蒙医学以深奥的理论基础、丰富实践经验和创新的研究工作及严谨的教学等方面传承、发展时确保和发扬蒙医药学自身特点是永久的方向。

[策·苏荣扎布. 遵循蒙医学规律传承伊希巴拉珠尔思想. 蒙医药，2004，18（2）]

第八章　辨证论治思想

第一节　对基本理论的辨证法思想

一、关于机体两种秉性辩证论述

人体秉性有两种，即三根和七素。两种秉性在人体内部生理活动中，以阴阳、五源性质而互相矛盾的同时相互依赖、相互促进的整体来确保生命内部活动的延续。三根可看作人体固有的阴阳五源性质结合而成的生命动力。七素食物精微、血液、肌肉、脂肪、骨骼、骨髓、精液是机体一切器官结构的滋养者，且是生命活动的物质基础。因此三根与七素结合而成为机体。且将三根与七素称为机体的两种秉性。当上述两种秉性处于协调状态时，称之为"依赖者"与"被依赖者"的关系，以此规律，健康发育。上述两种秉性处于相克状态时，称之为"克者"与"被克者"的关系，此规律的结果即为机体失常生病或生命终结。

因此，通过机体两种秉性相互对立统一的活动来完成机体清浊生化运动的规律是人一生形成、生存、灭亡的根本。关于此，以下三个方面进行论述。

（一）机体两种秉性各自的本质运动规律

1. 三根本质运动

机体三根内部本质运动，即在相互对立的基础上相互统一，发挥其生命动力的作用。这种不断进行的形成、削弱运动以赫依特征性活动为动力，以希拉与巴达干相互对立活动为基础，形成其本质运动。如希拉作为热源提供热能，巴达干则主司体寒与体液，而赫依不仅作为两者正常活动的动力，同时也起着协调作用。这种相互对立、统一运动的形成，是由赫依、希拉、巴达干秉性、五源、阴阳等。其运动中希拉与巴达干相互对立的性质是不可避免的。而其平衡却是相对的，有条件的。

2. 七素三秽本质运动

七素三秽内部运动即指清浊生化的过程。即指新陈物质代谢活动。五源凝聚的饮食功效，滋养机体五源，人们日常生活中所食的饮食营养通过胃、小肠等消化器官，尤其通过清浊生化运动，滋养包括赫依、希拉、巴达干在内的五源，发挥其滋养机体的作用。因全身肌肤、肌肉、骨骼、脏腑等各器官的形成或发育的根源均源于七素，所以一切器官的正常存在都应属于七素作用的结果范畴。例如：若无血素正常生化，则无法形成血液，且若无肌肉正常生化，则无一切器官的正常发育。

（二）机体两种秉性的正常关系

机体三根与七素在正常情况下是相互依存的辩证关系。总体上来说，三根属阳，七素三秽属阴，在三根七素相互对立运动的基础上相互依存，构成两种秉性结合的机体，通过清浊不断生化的新陈物质代谢，发挥其滋养机体的作用。然而，机体三根运动直接依赖七素三秽的运动来保持平衡，以及七素三秽的正常分离运动也直接依赖机体三根的运动。三根七素应是相互依赖与被依赖、相互促进的辩证关系。

说明此关系首先应该结合胃三火、胃火分支热能及清浊分离规律来研究。"五源凝聚的饮食功效，滋养机体五源"，此话可详细解释为三根与七素三秽在相互依存的运动作用下才可完全发挥其作用。其中若主要从饮食味功效等消化规律角度来观察，清浊正常分离对胃三火的影响，以及反过来胃三火正常运动对清浊分离的影响，即为机体两种秉性相互依赖与被依赖关系的根源。在胃三火及胃火分支热能的作用下，各个阶段的清浊生化直至位于心脏的精华之精华的生化全过程，即为三根、七素相互促进的过程。若我们对消化过程的"依赖者"与被"依赖者"加以分析，"被依赖者"为机体三根，而"依赖者"为七素三秽。因为在此过程中七素三秽的分离直接依赖胃火及分支热能才得以完成。与此相反，若对清浊分离瞬间产生的消化末尾三味结果加以分析，产生巴达干、希拉、赫依过程中，七素三秽为"被依赖者"，三根为"依赖者"。因为在此过程中，三根借助七素三秽的正常分离来补充自己的损失。所以机体三根与七素的正常关系为相互依赖与被依赖、相互成为根源或基础、相互产生与被产生的辩证关系，而不单纯地只是依赖与被依赖的关系。

（三）机体两种秉性的反变关系

机体三根与七素三秽的反变关系，也就是说机体三根与七素三秽发生疾病时的关系主要从以下两个方面分析。一是赫依、希拉、巴达干损害或影响七素三秽，七素三秽被赫依、希拉、巴达干损害或影响的关系占主要位置；二是与此相反七素三秽在适当条件下损害或影响赫依、希拉、巴达干，赫依、希拉、巴达干被七素三秽影响或损害。因此机体三根与七素三秽发生疾病时的关系，即在适当条件下是相互克与被克的关系。因为，根据上述三根七素的正常关系，它们在各自的正常运动时相互依赖，发挥机体两种秉性统一的整体作用得以生存。因此发生反变时，正常关系被破坏是其内因。所以，三根七素发生反变的规律也是相互影响或相克与被克的辩证关系。

综上所述，机体两种秉性的内部矛盾运动即为生命根源。研究以二者相互依赖与被依赖关系为基础的统一性与五脏、六腑等各器官的本质关系为基础的特性方面关系的正常平衡运动的规律是展现蒙医学发展期整体观论的生理理论之根本。以及研究以二者相互克与被克关系为基础的统一性与脏、腑等各器官的本质关系为基础的特性方面关系的破坏运动规律是我们病理理论之根本。

二、整体观理论

概括而论，人和自然是相互对立统一的整体，因人本身是这个大系统的缩影。自然界与人体是阴阳和内外五源的对立统一体，人体内部三根与体素之间存在相互依赖、相互协同及相互对立的关系，所以人体也是相互对立统一的整体。三根可看作人体固有的阴阳五源性质结合而成的生命动力。七素，是机体一切器官结构的滋养者，且是生命活动的物质基础。因此三根与七素结合而成为机体，而且将三根与七素称为机体的两种特性。当两种特性处于协调状态时，称之为"依赖者"与"被依赖者"的关系。两种特性处于相克状态时，称之为"克者"与"被克者"的关系。此规律的结果即为机体失常生病或生命终结。因此，通过机体两种特性相互对立统一的活动来完成机体清浊生化运动的规律是人一生形成、生存、灭亡的根本。

蒙医学从这个理论的角度去研究人的胚胎形成、生长发育、生存以及衰老、消亡的生命运动的规律。同样的，研究机体发病机制时，也以根和素的相互损害的相克关系规律变化为基本研究对象。

三、调节机体热能改善清浊生化吸收功能观点

消化过程如受到某种因素之扰乱，则导致消化希拉补充来源过剩，巴达干增盛而失去与希拉之平衡。此时，腐熟巴达干不能发挥其功能，消化希拉不能进行消化，调火赫依不能在身体内正常运行。随而消化功能减退，食物壅滞于胃内，不能分解成精华与糟粕，引起"浊不消化病变"。这是消化不良所致一切内科病症根本或本因。在浊不消化阶段，如得不到有效治疗，则全身各部分热能逐渐失去功能，进而在肝脏中进行的血液之运化活动和七素之合而又离，离而又合以及精华糟粕之分解吸收等一系列有规则的生化过程之每一阶段，均可产生不同程度的不消化病变，引起"精华不消化病"。于是精华不得完全被吸收，部分糟粕进入精华脉道，致使精华浑浊，变色希拉不能制造精血，长久停留在肝脏蓄积，日久会成为全身骨骼、肌肉、脉络及脏腑等器的精华浑浊，成为慢性病之根源。

基于内科疾病的根源是"未消化"观点，对多种疾病的治疗，尤治疗儿童或年迈体弱者，巴达干、赫依体质者，寒冷地区居住者，生冷饮食习惯者的疾病时，始终坚持补充体热能、改善精华与糟粕的分离与吸收功能的原则。

四、改善赫依血循环理论

苏老始终注意赫依血和精华的循环。由于赫依是人体内外呼吸运动、血液循环、新陈代谢和心理活动与肢体活动的等一切生命运动的内在动力。赫依主司心灵开窍、五官清晰、促发欲望。具有诱导或调解希拉与巴达干的功能活动之作用。所以认为机体赫依血循环顺畅，赫依血才能够分布于全身各器官、脏腑，进行精华与糟粕的分离生化和吸收，维持生命活动。同时精华在普行赫依的作用下，通过心脏的舒张和收缩运动分布于全身，增加体能、延长生命、延缓衰老的作用。因此改善赫依血循环是维持正常代谢，确保各器官、脏腑正常功能，促进机体自愈能力，治疗疾病，促进健康，生命延续的关键。

第二节　辨证用药思想

一、药引子的辨证变换使用

蒙医在治疗疾病过程中使用药引子，主要作用为加快药物吸收、增加和加快疗效。针对疾病的性质、分类、发病部位而选用常用的单味药或汤剂做药引子。治疗热性病的药物用凉性清热汤做引子；治疗寒性疾病的药物用温性汤药做引子；治疗赫依性疾病的药物用红糖、黄油、肉汤、骨头汤等引服；治疗希拉性疾病的药物用四味当药汤、三子汤、七宝汤，冰糖水引服；治疗巴达干性疾病的药物用四味光明盐汤，二十五味大汤散煎汤，蜂蜜引服等。苏老巧妙运用药引子，达到提高疗效的目的。如心悸荡用二十五味大汤散和七味檀香汤引服；头颅、脑部疾病用二十五味大汤散和十味土木香汤引服；尿路感染用四味姜黄汤和三红汤引服；心功能不全用十一味广枣汤

和三味蒺藜汤引服，睡眠不好用三十五味沉香散引服等。

二、灵活配用复方制剂

根据临床上合并、聚合性疾病较多见的实际情况，坚持对病因治疗、恢复受损的体素，结合脏腑、器官对症治疗原则，有时出现药性与病性相互冲突的事情，苏老通过将方剂配用的方法解决了此类复杂问题。如，养心丸（吉如很西木吉勒）配白色丸，新Ⅱ号配秘诀丸，日轮丸加三味那如丸等。

三、使用加味药方

按治疗需求，在原有传统制剂上附加一种或几种药物使用。治疗疾病变化过程中出现的某种症状加重或效果不佳时，在不改变主方药的性质和功效的基础上，针对性加相关药物强化药方功效。除此之外还为了药物功效能够准确到达患病部位，而加引领者、识别者、在病位杀戮者药物等配方方法和用药方法。根据疾病的性质、种类、发病部位不同，以及疾病的变化，其选择主方、引领者、识别者、杀戮者也不同，随时调整附加药的使用方法。如治疗心脏伏热症时加肉豆蔻，七味草果散附加冬葵果，养心丸附加阿魏，七味苏木汤附加红花等。

四、注意用药次数及用药量

苏老对合并或聚合疾病的治疗方法有时隔日给予四个时间段的药物。如对心绞痛的治疗，以养心丸、新Ⅱ号、珍宝丸为主方，再根据病情分别给予早、午、晚的药物。同时，心脏病以镇赫依为主理念，隔日加十一味寒水石散和三十五味沉香散煎汤引服等；对经血过多疾病的治疗，给予调理经血、止血药物的同时，按照失血过多会引起赫依增盛的特点，隔日给予三十五味沉香散等镇赫依药物。给药量方面2.5~5g等根据病情灵活应用。

五、新药开发研究

研发新药：研究开发心脏Ⅰ号、新Ⅱ号、养心丸、秘诀丸、九味乌日塔拉散、七味广枣散、七味檀香汤、十一味寒水石散、五味发炭散、益母草丸等新方剂。

第三节　临床治疗辨证思想

一、以治疗疾病内因为前提观点

蒙医疾病的基本内因为赫依、希拉、巴达干，在外界环境突然变化的影响下造成的外源性损伤，其病因是体素本身的受损。内源性疾病是以三根和体素互相形成疾病的原因和结果，互相形成损伤者或受损者。因此内源性疾病的最初的基本病因是三根，在三根的作用下逐渐导致体质受损。与此相反，外源性疾病的最初病因是受损的七素本身，继而损伤三根。苏老根据三根和体素之间相互作依赖与被依赖，损伤与被损伤关系，遵循病因诊治的原则。

二、结合季节和时间诊治的观点

蒙医学认为，三根的集聚、发作、平息与季节和时间有密切关系。即赫依，春末集聚、夏季发病、秋季平息，在黑夜和白昼的两个末段发病或病情加重；希拉，夏季集聚、秋季发病、冬初平息，在白昼和黑夜的中段发病或病情加重；巴达干，冬末集聚、春季发病、春末平息，白昼和黑夜的起始阶段发病或病情加重。苏老根据赫依、希拉、巴达干随着季节和时间的变化而变化的规律，巧妙调解药物的量和配伍。

三、治病要注意"赫依"为前提的观点

赫依具有双向性，如赫依增减或紊乱，则出现总赫依或各分支赫依功能紊乱的症状，同时由于赫依的动力性、煽动性等特性造成与希拉相伴助长其热性，成为烧灼体素的帮凶，与巴达干相伴助长其寒性，成为冻结体素的帮凶。同时具有诱导和扩散疾病的特性，使疾病加重。因此治疗疾病时在赫依发病的时间段，给予镇赫依药物是苏老配方的突出特点。

四、治疗疾病时注意主证与并发症

苏老治疗合并症和聚合病时，非常注意主证与合并症。首先注意赫依的前提下，热性病和寒性病共存，则先治疗热性病、后治疗寒性病；五脏病和六腑病共存时先治疗五脏病，后治疗六腑病；重症和轻症共存时，首先治疗重病然后治疗轻症；治疗聚合病时，先调解赫依和希拉，后调理巴达干病。这是苏老辩证治疗原则的核心理念。

五、有机结合四种疗法的理念

蒙医治疗疾病的方法概括为饮食疗法、起居疗法、药物疗法、外治疗法四种，简称四施。苏老坚持将四种疗法结合，饮食为先，起居心里为主，才能较快或彻底治好疾病，完全靠药物是很难奏效的观点。如：药方中配以健胃助消化药物，服药当中应注意着凉、避免食用凉性食物及刺激性的饮食，避免喧闹，适当休息，心情愉快，参加适宜的体育锻炼等。

第四节 临床研究特色

一、治疗心血管疾病临床研究

（一）治疗心激荡病

心激荡病是一种赫依增盛、搏乱，影响心脏功能，导致普行赫依和心脏白脉功能障碍的疾病。常见于赫依性体质、年迈者、女性等，对工作生活影响较大。随着社会环境的变化以及社会竞争的加剧，此类疾病呈日益增多的趋势。苏老以整体观理论调解心脏赫依的前提下，整体调理，分清主次，针对病因治疗为理念，根据心脏的特点，改善普行赫依、赫依血循环及心理相关因素，以镇静为治则。镇赫依、安神、镇静，用养心丸、七味檀香汤；改善心理相关性因素用珍宝丸；

改善睡眠、镇静，用四味草果散；镇赫依热、改善赫依血循环、强心用新Ⅱ号；调理三根用二十五味大汤散等取得很好的疗效。

（二）治疗心绞痛

认为精华不消化，普行赫依功能受阻，心脉不通所致。分为赫依性绞痛、血热性绞痛、黏虫性绞痛和白脉性绞痛进行治疗。按现代医学理念改善脂肪代谢，降低血脂，抑制冠状动脉粥样和炎症反应，调解血管内膜功能，软化血管防止粥样硬化。典型治疗方案为：

早：养心丸加十四味寒水石散各2g温开水送服；

午：新Ⅱ号3g用二十五味大汤散1.5g加七味檀香汤1.5g煎汤送服；

晚：珍宝丸3g用三十五味沉香散3g煎汤送服；

隔日加心脏Ⅰ号用温开水送服。

（三）治疗心脏热病

炽盛热：主要由感染等因素引起，临床表现为全身不适，乏力，高热，胸闷气短，前胸后背灼热，心前区疼痛等。以清热、促进赫依血运行原则，早晨给十六味肉豆蔻散3g温开水送服；中午七味黑冰片散3g用三味白檀香汤送服；晚上八味红花清心散3g用十一味广枣汤送服。

心脏陈旧热：主要是心脏热未得到彻底治疗迁延日久引起，临床表现为心区不适，心悸，全身无力，有时低热，口干舌燥，睡眠不规律，多梦等。以平息赫依为前提清楚伏热为原则，早晨给十六味肉豆蔻散3g用温开水送服；中午八贵散3g用三味白檀香汤送服；晚上二十五味黑冰片散3g用三味白檀香汤送服。

心脏风湿热：主要由感冒等上呼吸道感染等引起黄水热，累及心脏所致。临床表现心悸气短，心区疼痛，下肢浮肿，脉搏不齐等。治以促进赫依血运行，除热燥黄水，强心，早晨给十六味肉豆蔻散3g用十一味广枣汤送服；中午八味沉香清心散3g用四味文冠木汤1.5g加三味白檀香汤1.5g煎汤送服；晚上珍宝丸3g用三十五味沉香散3g煎汤送服。

二、治疗消化不良

消化不良主要由胃消化三火温失调，巴达干增多，消化功能下降引起。临床表现胃不适，腹胀，食欲不振，呃逆，大便不规律等。治以改善胃火温为原则，早晨投五味清浊散3g温开水送服；中午十味黑冰片丸1.5g加六味安消散1.5g用四味光明盐汤送服；晚上十味胃诃子散3g用温开水送服。辨证施治如胃部疼痛用六味木香散1.5g加六味安消散1.5g温开水送服；如烧心吐酸投五味金诃子散1.5g加六味安消散1.5g温开水送服。

三、治疗胃宝如病

宝如病是由巴达干、血、希拉、赫依紊乱，致使消化系统受损引起精华不消化和糟粕不消化所致。胃宝如分为胃滞留型宝如、胃盛型宝如、胃扩散型宝如、胃淤积型宝如四个症型。以调理体素、保护胃火温、调和紊乱和除余热为原则。

胃滞留型宝如表现食欲不振、消化不良、呃逆、吐酸水、腹胀、胃痛等。早晨投八味石榴散3g用四味土木香汤汤送服，中午六味寒水石散1.5g加六味木香散1.5g温开水送服，晚上二十一味寒水石散3g用冰糖水送服。

胃盛型宝如有以上症状外伴有吐血。早晨给六味寒水石散3g加九味乌日塔拉散3g温开水送服，中午给八味红花止血散 3g 用二十五味大汤散煎汤送服，晚上十三味朗琴丸 3g 用七味橘子汤送服。

胃扩散型宝如有以上症状外伴有全身骨、关节、肌肉强直和酸痛。早晨给二十五味大汤散 3g 用冰糖水送服，中午十三味松石散 3g 用温开水送服，晚上二十一味寒水石散 3g 用七宝汤送服。

胃瘀积型宝如是病情加重已形成痞块，腹部可触及肿块。早晨十一味黑冰片散 1.5g 加九味五灵脂散 1.5g 温开水送服，中午十味贝齿灰散 3g 用四味文冠木汤送服，晚上煅盐大剂 3g 用二十五味大汤散煎汤送服。

四、治疗黄水病

蒙医黄水可以说是指血管和淋巴管之外的体内液体，特别指关节腔、心包腔、胸膜腔等内的润滑液，可有多种原因发生病变，分热性和寒性两个证型。

治疗热性黄水病：表现发热，多汗，精神委靡，乏力，皮肤出疹，关节肿痛等。治以清热燥黄水，早晨给二十五味大汤散 1.5g 加四味文冠木汤 1.5g 煎服，中午十味白芸香散 3g 用十味文冠木汤送服，晚上十五味芸香嘎日迪丸 3g 用十味文冠木汤送服。

治疗寒性黄水病：慢性关节炎都属于此病范围，治以助胃火温，燥黄水，早晨给五味清浊散 1.5g 加十味白芸香散 1.5g 用四味文冠木汤送服，中午二十五味大汤散 1.5g 加四味文冠木味汤 1.5g 煎服，晚上日轮丸 3g 加五味嘎日迪丸 1g 温开水送服。

五、治疗妇科疾病

1. 治疗功能性子宫出血

功能性子宫出血是由于赫依血紊乱，浸于子宫，致使血脉口松弛而出血的一种疾病。是妇科常见病，严重危害患者的身心健康。以调理经血和赫依血紊乱、止血，对症治疗原则，早晨投七味草果散和八味止血红花散各 1.5g，用温开水送服；午投吉祥安坤丸 3g 加九味乌日塔拉散 1.5g，用二十五味大汤散和七味栀子汤各 1.5g 煎汤送服。晚投益母丸 3g 加九味乌日塔拉散 1.5g，用三十五味沉香散和七味栀子汤各 1.5g 煎汤送服；隔日给三味那如丸 1g 加日轮丸 3g，用七味腾楚格汤 3g 服送。其主方为八味止血红花散和吉祥安坤丸。因为吉祥安坤丸具有调理赫依血紊乱，调经功效，加之八味止血红花散，形成良好的调理赫依血，治疗子宫出血的配方。

2. 治疗子宫痞瘤

子宫痞瘤主要由于体素失衡，恶血、黄水涡旋而形成痞块，可分肉痞和水痞。以补体、清血燥黄水、破痞为治则，肉痞早晨投二十五味大汤散 1.5g 加十一味文冠木散 1.5g 煎服，中午吉祥安坤丸 3g 用十一味文冠木汤送服，晚上吉祥安坤丸 3g 用益母草膏汤送服。水痞早晨投七味草豆蔻散，中午十味贝齿灰散用三味大黄汤送服，晚上吉祥安坤丸 3g 用十一味文冠木汤送服。其主方为十味贝齿灰散和文冠木制剂以及吉祥安坤丸，因为十味贝齿灰散具有较好的破痞作用和文冠木制剂具有很好的燥黄水功效，加之二十五味大汤散的调理体素作用，形成很好的治疗痞病配方。

第九章 专病专治

第一节 赫依病治疗

一、主脉赫依病治疗

案1

患者：阿某，性别：男，年龄：20 岁，民族：蒙古族，职业：学生，婚况：未婚，籍贯：蒙古国乌兰巴托市，现住址：乌兰巴托市六院，就诊日期：2005 年 11 月 8 日。

主诉 胸闷、憋气、易惊吓 2 年，加重 2 个月。

现病史 患者 2 年前在马来西亚就读时因火灾惊吓后出现胸闷、憋气、气促、坐卧不定、心神不安、心前区不适、时而疼痛、易惊吓、叹气、好动、短暂性意识不清、易怒、不善交际，经常独自行动，不喜嘈杂等症状，但无谩骂吵闹等症状。西医检查心、脑电图、彩超等有关检查均正常。近 2 个月上述症状加重，在呼和浩特市第三医院（精神病院）就诊，诊断为"抑郁型精神病"。为服蒙药治疗今来本门诊就诊。偶尔胸闷，伴呼吸窘迫，颜面潮红，发热、出汗、失眠、多梦，食欲佳，二便如常。

既往史 既往体健。无肝炎、肺结核等传染病史。

个人史 无过敏史，吸烟 3~5 年，无其他特殊嗜好，不饮酒。

家族史 父母、祖父、祖母均健在，家族中无家族性、遗传性疾病史。

望诊 舌象正常 舌质干、粗糙、红舌苔薄、白。精神状态欠佳、五官端正、行动自如、自动体位。

脉诊 颤、空、数。

查体 T 37.1℃，BP 110/80mmHg，HR 70 次/分，R 20 次/分。

辅助检查 2004 年 10 月 21 日于内蒙古医学院第一附属医院脑电图、心电图、脑血管彩超、心脏彩超均无异常发现。

诊断要点 临症时询问主要症状与病因、病症部位、病变性质的情况变化及睡眠、食欲、大小便等一般情况的问诊为主，结合舌诊及精神状态、语言、行为等望诊和切诊。

蒙医诊断 主脉赫依症。

西医诊断 抑郁型精神病。

辨证治疗 以调节体素，清内热，疏通心主脉、白脉之窍为原则，强调心脏及白脉治疗。清心赫依热用新-2 号；促进赫依血运行、调升心力、改善心脏、白脉功能用养心丸，珍宝丸；调节体素用二十五味大汤散；镇赫依用三十五味沉香散；疏通脉窍，清除病根用泻剂等治疗为主。

治则 镇赫依，调节体素，促进赫依血运行，改善心脏功能，通脉窍为基础，依据病情对症治疗。

治疗方案

早：养心丸 3g 加十一味寒水石散 1.5g/×7 天；

午：新-Ⅱ号 2.5g，用二十五味大汤散及七味檀香散 3g，煎汤送服/×7 天；

晚：珍宝丸 3g，用三十五味沉香散加四味豆蔻汤 3g，煎汤送服/×7 天；

睡前：养心丸 3g 加六味安消散 1.5，用三十五味沉香散 3g，煎汤送服/×7 天。

辅助疗法　结合心理治疗。

医嘱　①避免嘈杂噪声，清静环境中静养；②进食富含营养、易消化饮食；③忌烟忌酒；④忌情绪激动；⑤加强体育锻炼。

第 2～4 次就诊三诊资料：

望诊　舌象无异常，舌质红，舌苔白、黄。精神状态欠佳、五官端正、行动自如、自动体位。

问诊　胸闷、气短、憋气好转了，在外人面前感觉脸面发热多汗。睡觉好多了，晚 12 点睡到早晨 5 点，心情平静，爱与人交往，生气也少了。

脉诊　空、数。

查体　T 36.2℃、第二次就诊 BP 120/ 80mmHg 、第四次就诊：BP 120/85mmHg、P 76 次/分、R 20 次/分。

第 2～4 次就诊诊断分析：病情好转，胸闷、失眠、心悸、易惊吓等症状缓解，能够与人交流，偏盛赫依已平和，治疗得当。此病为慢性疾病，因此按原方案继续治疗。清除病根通脉窍，每周 2 次泻剂治疗。

治疗方案调整　按原方案继续治疗。

蒙医诊断　心赫依症。

西医诊断　抑郁型精神病。

治则　镇赫依，调节体素，促进赫依血运行，改善心脏功能，通脉窍为基础，对症治疗。

治疗方案

早：养心丸 3g 加十一味寒水石散 1.5g/×21 天；

午：新-Ⅱ号 2.5g，用二十五味大汤散及七味檀香散 3g 煎汤送服/×21 天；

晚：珍宝丸 3g 用三十五味沉香散加四味豆蔻汤 3g 煎汤送服/×21 天；

睡前：养心丸 3g 加六味安消散 1.5，用三十五味沉香散 3g 煎汤送服/×21 天；

赫依泻剂 3g 加敏屯棍珠木 1g，用三味大黄汤 3g 送服 /×6 天。

辅助疗法　结合心理治疗。

医嘱　①避免嘈杂噪声，清静环境中静养；②进食富含营养、易消化饮食；③忌烟忌酒；④忌情绪激动；⑤加强体育锻炼。

第 5、6 次就诊三诊资料：

望诊　舌象无异常，舌质红，舌苔白、薄，精神状态佳、五官正常、行动自如。

问诊　近几天心悸、气短明显好转，偶感胸闷，病情基本稳定。

脉诊　粗、数。

查体　T 36.2℃、第二次就诊 BP 120/ 80mmHg 、第四次就诊：BP 120/85mmHg、P 76 次/分、R 20 次/分。

第 5、6 次就诊诊断分析：病情好转，症状减轻，思维正常。按原方案治疗的同时停用泻剂。

治疗方案调整　按原方案继续治疗，基本上停止服用泻剂。

蒙医诊断　主脉赫依症。

西医诊断　抑郁型精神病。

治则　镇赫依，调节体素，促进赫依血运行，改善心脏功能，通脉窍为基础，依据病情对症治疗。

治疗方案

早：养心丸 3g 加十一味寒水石散 1.5g/×15 天；

午：新-Ⅱ号 2.5g，用二十五味大汤散及七味檀香散 3g 煎汤送服/×15 天；

晚：珍宝丸 3g 用三十五味沉香散加四味豆蔻汤 3g 煎汤送服/×15 天；

睡前：养心丸 3g 加六味安消散 1.5，用三十五味沉香散 3g 煎汤送服/×15 天。

辅助疗法 结合心理治疗。

医嘱 ①避免嘈杂噪声，清静环境中静养；②进食富含营养、易消化饮食；③忌烟忌酒；④忌情绪激动；⑤加强体育锻炼。

第 7、8 次就诊三诊资料：

望诊 舌象无异常，舌质红，舌苔白、薄，精神状态佳、五官正常、行动自如。

问诊 没有特殊变化，偶感着急，身体疲软无力。睡眠挺好，气短也缓解。

脉诊 粗、数。

查体 T 36.2℃、第二次就诊 BP 120/80mmHg、第四次就诊：BP 130/85mmHg、P 76 次/分、R 20 次/分。

第 7、8 次就诊诊断分析：病情好转，症状减轻。因上周去外地劳累后希拉热盛起，出现了易怒表现。为清热，新-2 号为主，加药量，再次用泻剂治疗。

治疗方案调整 按原方案继续治疗，调整新-2 号的药量和次数，加用泻剂。

蒙医诊断 主脉赫依症。

西医诊断 抑郁型精神病。

治则 镇赫依，调节体素，促进赫依血运行，改善心脏功能，通脉窍为基础，根据病情对症治疗。

治疗方案

早：养心丸 3g 加十一味寒水石散 1.5g/×40 天；

午：新-Ⅱ号 2.5g，用二十五味大汤散及七味檀香散 3g，煎汤送服/×40 天；

晚：珍宝丸 3g 用三十五味沉香散加四味豆蔻汤 3g 煎汤送服/×40 天；

睡前：养心丸 3g 加六味安消散 1.5，用三十五味沉香散 3g 煎汤送服/×40 天；

赫依泻剂 3g 加敏屯棍珠木 1g，用三味大黄汤 3g 送服/×6 天。

辅助疗法 结合心理治疗。

医嘱 ①避免嘈杂噪声，清静环境中静养；②进食富含营养、易消化饮食；③忌烟忌酒；④忌情绪激动；⑤加强体育锻炼；⑥药量酌减。

第 9 次就诊三诊资料：

望诊 舌象正常，舌质红、舌尖有红色疹，舌苔薄、黄，精神状态佳、五官正常、行动自如。

问诊 生气好多了。总体好多了，能够与人交往，并能参加日常学习与工作。睡觉可以，能睡 6~7 小时，偶有心急感。

脉诊 粗、数。

查体 T 36.3℃、第二次就诊 BP 130/85mmHg、第四次就诊：BP 130/85mmHg、P 76 次/分、R 20 次/分。

第 9 次就诊诊断分析：病情好转，进入稳定期，证明此病案的诊断治疗正确。治疗方案调整：停用泻药，继续治疗加以巩固，药量酌减。

蒙医诊断 主脉赫依症。

西医诊断 抑郁型精神病。

治则　镇赫依，调节体素，促进赫依血运行，改善心脏功能，通脉窍为基础，对症治疗。

治疗方案

早：养心丸 3g 加十一味寒水石散 1.5g/×30 天；

午：新-Ⅱ号 2.5g，用二十五味大汤散及七味檀香散 3g 煎汤送服/×30 天；

晚：珍宝丸 3g 用三十五味沉香散加四味豆蔻汤 3g 煎汤送服/×30 天；

睡前：养心丸 3g 加新-Ⅱ号 2.5g，用温开水送服/×30 天。

辅助疗法　结合心理治疗。

医嘱　①避免嘈杂噪声，清静环境中静养；②进食富含营养、易消化饮食；③忌烟忌酒；④忌情绪激动；⑤加强体育锻炼；⑥药量酌减。

辅助疗法　结合心理治疗。

诊疗方案疗效　病情好转，基本治愈，症状消失，思维正常，体素得到改善，已能上学。

按语　本病是由赫依偏盛，体素失衡，三根与体素相搏并侵入心主脉，影响白脉，使赫依血运行受阻、脉窍闭塞所致。因此镇赫依，通脉窍为治疗原则，镇赫依用三十五味沉香散；清除心热，增强心功能，用新-Ⅱ号；镇心脏赫依血相搏改善其运行用养心丸；通脉窍，清除病根，用赫依泻剂和敏屯棍珠木；调整体素用二十五味大汤散；镇赫依、改善睡眠用四味豆蔻汤、三十五味沉香散等结合用药。从整体观调节体素平衡，改善清浊分离服用十一味寒水石散等治疗 140 多天，病情基本治愈，疗效较好。

案 2

患者：乌某，性别：女，年龄：19 岁，民族：蒙古族，职业：牧民，婚况：未婚，籍贯：锡林郭勒盟阿巴嘎旗，现住址：锡林郭勒盟阿巴嘎旗吉日嘎拉图苏木海日罕嘎查，就诊日期：2005 年 11 月 21 日。

主诉　语无伦次、失眠、胸闷 2 个月。

现病史　2005 年 9 月 20 日左右无特殊诱因突然唱歌、跳舞、语无伦次、不吃、不喝、不睡觉连续 13 天后缓解，未予特殊治疗。之后出现头痛、心悸、心慌、胸闷等症状，睡眠差，每晚只睡 4~5 个小时，早晨早起，情绪不稳定、坐卧不安、叹气、月经不调、提前 10 余天等症状。大便干燥，小便正常。为服蒙药治疗今来本门诊。

既往史　无肝炎及肺结核等传染病史。

个人史　无过敏等史。

家族史　父母兄弟均正常，健在。无家族性疾病及遗传性疾病。

望诊　舌形正常，舌色鲜红，舌苔厚且灰白。神智清，精神欠佳，五官活动正常，行动自如。

脉诊　脉弱且不齐。

查体　T 36.5℃，BP 112/60mmHg，HR 68 次/分，R 19 次/分。

诊断要点　问诊主要症状的病因、病史、益害情况、食欲、睡眠、二便等内容为主。结合舌诊及五官、面色、精神状态、行动等的望诊和切诊。

蒙医诊断　赫依性妄想症。

西医诊断　妄想性精神病。

辨证治疗　本病是由于赫依偏盛与希拉结合落于心脏，从而使心脏、白脉的正常功能发生紊乱，致赫依血运行受阻、窍脉闭塞、精神思维活动障碍而引起。镇赫依、清除希拉热、开启疏通闭塞之脉窍，增强心脏及白脉功能为主要治疗原则。镇赫依、通白脉服用珍宝丸以引子三十五味沉香散送服；清除余热，给予敏屯棍珠木等泻剂；改善赫依血运行、增强心脏功能，服用养心丸、新-Ⅱ号等为主。并且从整体观角度调理体素平衡服用十一味寒水石散。

治则　平和赫依之偏盛，清除赫依希拉余热，疏通脉窍，增强心脏、白脉功能为基础，根据病情实际情况辩证治疗。

治疗方案

早：养心丸 3g 加六味安消散 1.5g/×30 天；

午：新-Ⅱ号 2.5g，用二十五味大汤散及七味檀香散 3g 煎汤送服/×30 天；

晚：珍宝丸 3g 用三十五味沉香散加四味豆蔻汤 3g 煎汤送服/×30 天；

睡前：心-Ⅰ号 3g，用三十五味沉香散 3g 煎汤送服/×30 天。

医嘱　①避免嘈杂噪音，清静环境中静养；②进食富含营养、易消化饮食；③忌精神刺激、过度劳累、忌情绪激动；④其他药服完 1 周后服用第 5 个药泻剂，即赫依恢复为平和状态、体力恢复后服用。

第 2、3 次就诊三诊资料：

望诊　舌象：稍短，舌质：红，舌苔：薄、黄。精神状态好，面色正常、行动平稳、五官端正、眼神正常。

问诊　睡眠好了，全身状况恢复正常了。情绪稳定，不乱唱、乱跳了。

脉诊　空、齐。

查体　T 37℃、第二次就诊 BP 90/50mmHg。

第三次就诊　BP 120/85mmHg、P 70 次/分、R 20 次/分。

第 2、3 次就诊诊断分析：经上述治疗后症状基本好转。示病情诊断、治疗原则、治疗方法准确。现血压稍低，因此停用泻剂。病情基本稳定，继续巩固治疗，药量酌减。

治疗方案调整　按原方案继续治疗。

蒙医诊断　赫依性妄想症。

西医诊断　妄想性精神病。

治则　平和赫依之偏盛，清除赫依稀拉热，疏通脉窍，增强心脏、白脉功能为基础，根据病情辩证治疗。

治疗方案

早：养心丸 2g 加十一味寒水石散 2g，温开水送服/×30 天；

午：新-Ⅱ号 2.5g，用二十五味大汤散及七味檀香散 3g，煎汤送服/×30 天；

晚：珍宝丸 3g，用三十五味沉香散及四味豆蔻汤 3g，煎汤送服/×30 天；

睡前：心-Ⅰ号 3g，用三十五味沉香散 3g，煎汤送服/×30 天。

医嘱　①避免嘈杂噪音，清静环境中静养；②进食富含营养、易消化饮食；③忌精神刺激、过度劳累、忌情绪激动；④药量酌减。

诊疗方案疗效　基本治愈。患者睡眠明显好转、心悸、胸闷、唱歌等主要症状消失。神志清晰、语言准确、行动正常、精神状况明显好转。

按语　本病是由于赫依偏盛而引起体素失衡与希拉结合宿居于心脏导致赫依血相搏而影响赫依血运行，使心脏正常功能失调，影响白脉所致。蒙医学认为心脏是第二大脑。因此本病主要以心脏、白脉为主。从病因镇赫依、调理赫依血相搏，改善赫依血运行服用珍宝丸、三十五味沉香散、四味豆蔻汤；从病位增强心脏及白脉功能服珍宝丸以引子三十五味沉香散送服；清除赫依希拉热、通脉窍用敏屯棍珠木、赫依泻剂；改善赫依血运行，增强心脏功能服新-Ⅱ号、养心丸；从整体观调节体素服十一味寒水石散等治疗 60 天后病情缓解，取得了基本治愈的疗效。

二、心脏赫依症治疗

案1

患者：昭某，性别：男，年龄：42 岁，民族：蒙古族，职业：牧民，婚姻状况：已婚，籍贯：锡林郭勒市正镶白旗，现住址：锡林郭勒市正镶白旗，就诊日期：2005 年 12 月 9 日。

主诉　偶发心慌、气短、胸闷 2 年，加重 1 个月。

现病史　患者从 30 年前开始无明显诱因出现心慌、气短、胸闷、头晕、失眠等症状，为间断性，劳累或饮酒后加重，从当地医院口服西药有所缓解（具体药名、药量不详），未做系统检查与治疗。1 个月前劳累后大量饮酒，上述症状加重，尤以气短明显，不能平躺，伴左上肢麻木、胸闷、双侧腘窝及腹股沟处出冷汗。立即到内蒙古医院就诊，被诊断为"冠心病"，未接受任何治疗，今为求口服蒙药治疗，来我科门诊，病程中易怒、腹泻、消化功能差，小便正常。

既往史　胆囊切除术后 3 年，2004 年被诊断为"胆汁反流性胃炎"，无乙肝、结核等传染病史，无外伤史、无过敏史，预防接种史不详。

个人史　已婚，出生于兴安盟科右前旗，近期未到过疫区，15 年吸烟饮酒史。

家族史　否认家族遗传性病史。

望诊　舌形正常，舌色鲜红，舌苔厚且灰白。神智清，精神欠佳，五官活动正常，行动自如。

脉诊　脉弱且不齐。

查体　T 37℃，BP 110/80mmHg，HR 80 次/分，R 20 次/分。

辅助检查　2005 年 12 月内蒙古医院心脑彩超：①脑动脉硬化；②瓣钙化；③早期冠心病。

诊断要点　分析症状同时着重了解患者饮食、睡眠、便、尿的情况，观察患者舌象、脉象、皮肤、五官等情况。

蒙医诊断　①心悸症；②慢性胃炎：巴达干盛型。

西医诊断　①冠心病；②慢性胃炎。

辨证治疗　患者患心悸，慢性胃炎，从整体观出发，以助消化、祛巴达干，镇赫依，顺气强心，疏通赫依血，助心力为原则投以养心丸，新-Ⅱ号，心-Ⅰ号等药物治疗。

治则　镇赫依，疏通赫依血，助消化，随症辨证施治为原则。

治疗方案

早：养心丸 2g 加十一味寒水石散 2g，温开水送服/×7 天；

午：新-Ⅱ号 2.5g，用二十五味大汤散及七味檀香散 3g 煎汤送服/×7 天；

晚：珍宝丸 3g 用三十五味沉香散加四味豆蔻汤 3g 煎汤送服/×7 天；

睡前：心-Ⅰ号 3g，用七味檀香散 3g 煎汤送服/×7 天。

医嘱　①忌过度劳累或生气，在安静的环境休息；②忌抽烟饮酒，忌口服安定类药物；③忌油腻饮食，食羊肉汤、新鲜蔬菜等易于消化、营养丰富的饮食。

第 2、3 次就诊三诊资料：

望诊　舌形正常，舌色红，舌苔厚且灰白。精神好，五官活动正常，行动自如。

问诊　明显好转，但劳累或情绪激动时，仍出现气短症状，头晕症状消失，睡眠变好。

脉诊　脉不齐。

查体　T 36.5℃、第二次就诊 BP 110/80mmHg、第三次就诊：BP 120/85mmHg、P 65 次/分、R 18 次/分。

第 2、3 次就诊诊断分析：从症状判断，诊断及诊疗方案正确合理。

治疗方案调整　按原方案继续治疗。

蒙医诊断　①心悸症；②慢性胃炎：巴达干盛型。

西医诊断　①冠心病；②慢性胃炎。

治则　镇赫依，疏通赫依血，助消化，随症辨证施治为原则。

治疗方案

早：养心丸 2g 加十一味寒水石散 2g，温开水送服/×30 天；

午：新-Ⅱ号 2.5g，用二十五味大汤散及七味檀香散 3g 煎汤送服/×30 天；

晚：珍宝丸 3g 用三十五味沉香散及四味豆蔻汤，3g 煎汤送服/×30 天；

睡前：心-Ⅰ号 3g，用七味檀香散 3g 煎汤送服/×30 天。

第二次就诊治疗 15 天，第三次就诊治疗 15 天共计 30 天。

医嘱　①忌过度劳累或生气，在安静的环境休息；②忌抽烟饮酒，忌口服安定类药物；③忌油腻饮食，食羊肉汤、新鲜蔬菜等易于消化、营养丰富的饮食。

第 4 次就诊三诊资料：

望诊　舌形正常，舌色暗，舌苔薄且灰白。神智清，精神好，行动自如，五官活动正常。

问诊　所有症状几乎全消失，睡眠、饮食尚可，大小便正常。

脉诊　脉微弱且齐。

查体　T 36.5℃、BP 110/80mmHg、P 68 次/分、R 18 次/分。

辅助检查　无。

第 4 次就诊诊断分析：患者症状基本好转，为巩固疗效，继续口服用药 1 个月。

治疗方案调整　按原方案继续治疗。

蒙医诊断　①心悸症；②慢性胃炎：巴达干盛型。

西医诊断　①冠心病；②慢性胃炎。

治则　镇赫依，疏通赫依血，助消化，随症辨证施治为原则。

治疗方案

早：养心丸 2g 加十一味寒水石散 2g，温开水送服/×30 天；

午：新-Ⅱ号 2.5g，用二十五味大汤散及七味檀香散 3g，煎汤送服/×30 天；

晚：珍宝丸 3g 用三十五味沉香散及四味豆蔻汤 3g，煎汤送服/×30 天；

睡前：心-Ⅰ号 3g，用七味檀香散 3g，煎汤送服/×30 天。

医嘱　①忌过度劳累或生气。在安静的环境休息。②忌抽烟饮酒，忌口服安定类药物。③忌油腻饮食，食羊肉汤、新鲜蔬菜等易于消化、营养丰富的饮食。④逐渐减量停药。

诊疗方案疗效　痊愈，所有症状消失，能完成各项工作和家务。

按语　从整体观念出发，以镇赫依，疏通赫依血，助消化，随症辨证施治为原则，投以养心丸、十一味寒水石散、新-Ⅱ号、二十五味大汤散、七味檀香散、珍宝丸、七味豆蔻汤、心-Ⅰ号，经过 67 天的治疗，所有症状明显好转。正确的结合了病因及发病机理，对症投药，分清主次疾病，区分治疗才达到现在的疗效。

案 2

患者：苏某，性别：男，年龄：42 岁，民族：蒙古族，职业：干部，婚姻状况：已婚，籍贯：鄂尔多斯市，现住址：呼和浩特市赛罕区内蒙古民族协会宿舍楼。

主诉　阵发性心前区不适，气短 1 年余。

现病史　患者自诉于 1 年前劳累过度后出现心悸、气短、心前区不适、心慌，激动或劳累夜间心前区不适，气短等症状加重，伴头疼，乏力。平素睡眠差，多梦，腹胀，消化不良，嘴干，大便干燥，当时行心电图无特殊报告，今为服用蒙药来我门诊，生命体征正常，神志清楚，饮食可，小便正常。

　　既往史　否认结核、肝炎等传染病史。

　　个人史　已婚，无过敏史，喝酒20余年，不吸烟，否认其他特殊嗜好。

　　家族史　无糖尿病，高血压病，家族遗传病。

　　望诊　舌形正常，舌色鲜红，舌苔薄且黄。神智清，精神可，面色红润，行动自如。

　　脉诊　脉不齐且慢。

　　查体　T 36.7℃，HR 68次/分，R 20次/分，BP 110/80mmHg。

　　诊断要点　分析症状同时着重了解患者饮食、睡眠、便、尿的情况，观察患者舌象、络脉、皮肤、五官等情况。

　　蒙医诊断　心悸症（赫依血盛型）。

　　西医诊断　冠心病。

　　辨证治疗　本病赫依血盛型心律不齐，赫依盛至心脏赫依血相搏，影响赫依血循环，以镇赫依用三十五味沉香散，三味蒺藜汤，镇赫依，血相搏，疏通赫依血，促心力用养心丸，心-Ⅰ号，二十五味大汤散，调整热寒，调理胃消化用十一味寒水石散。

　　治则　改善赫依血循环，助心力并随症辨证施治为原则。

　　治疗方案

　　早：养心丸3g加十一味寒水石胶囊1g，温开水送服/×7天；

　　午：新-Ⅱ号2.5g用二十五味大汤散及七味檀香散3g，煎汤送服/×7天；

　　晚：珍宝丸2g用三十五味沉香散3g，煎汤送服/×7天；

　　睡前：心-Ⅰ号3g，温开水送服/×4天。

　　共计7天。

　　医嘱　①避免劳累或情绪激动。②戒烟、戒酒，忌过量油盐食品，低盐低脂饮食。③舒适安静环境下静养。

　　第2、3次就诊三诊资料：

　　望诊　舌形正常，舌色鲜红，舌苔薄且黄。神智清，精神可，五官活动正常，行动自如。

　　问诊　症状明显好转，偶有气短，睡眠可。

　　脉诊　脉脉势不齐且慢。

　　查体　T 36.5℃，BP 110/80mmHg、P 68次/min、R 18次/min。

　　辅助检查　无。

　　第2、3次就诊诊断分析：从症状判断，诊断及诊疗方案正确合理。

　　治疗方案调整　按原方案继续治疗，加用六味安消散。

　　蒙医诊断　心悸症（赫依血盛型）。

　　西医诊断　冠心病。

　　治则　改善赫依血循环，助心力并随症辨证施治为原则。

　　治疗方案

　　早：养心丸3g加六味安消散3g，温开水送服/×7天；

　　午：新-Ⅱ号2.5g用二十五味大汤散及七味檀香散3g煎汤送服/×7天；

　　晚：珍宝丸3g用三十五味沉香散3g，煎汤送服/×7天；

　　睡前：心-Ⅰ号3g，温开水送服/×4天。

　　第二次7天，第三次7天共计14天。

　　医嘱　①避免劳累或情绪激动。②戒烟、戒酒，忌过量油盐食品，低盐低脂饮食。③舒适安静环境下静养。

第 4 次就诊三诊资料：

望诊 舌形正常，舌色鲜红，舌苔薄且灰白。神智清，精神好，面色正常，活动可，五官活动正常。

问诊 心悸，气短心前区不适明显好转。偶有大便干燥。

脉诊 脉粗。

查体 T 37℃、BP 110/80mmHg、P 70 次/min、R 20 次/min。

辅助检查 无。

第 4 次就诊诊断分析：从症状好转判断，诊断及诊疗方案正确合理。先病情平稳，口服药可以减量。

治疗方案调整 按原方案继续治疗，剂量慢慢减量。

蒙医诊断 心悸症（赫依血盛型）。

西医诊断 冠心病。

治则 改善赫依血循环，助心力并随症辨证施治为原则。

治疗方案

早：养心丸 3g 加六味安消散 3g，温开水送服/×21 天；

午：新-Ⅱ号 2.5g 用二十五味大汤散及七味檀香散 3g，煎汤送服/×21 天；

晚：珍宝丸 3g 用三十五味沉香散加四味蒺藜汤 3g，煎汤送服/×21 天；

睡前：心-Ⅰ号 3g，温开水送服/×10 天。

共计 21 天。

医嘱 ①避免劳累或情绪激动。②戒烟、戒酒，忌过量油盐食品，低盐低脂饮食。③舒适安静环境下静养。

诊疗方案疗效 好转。心悸等症状好转，体力恢复正常，睡眠可，治疗效果佳。

按语 本病以各种原因引起赫依盛，赫依血相搏，影响心脏，影响心脏正常功能，镇赫依，疏通赫依血用养心丸、珍宝丸、心-Ⅰ号，调理身心投用二十五味大汤散、七味檀香散、三十五味沉香散治疗后病情好转，得到较好的疗效目的。

案 3

患者：魏某，性别：男，年龄：47 岁，民族：汉族，职业：教师，婚姻状况：已婚，籍贯：呼和浩特市兴和县，现住址：内蒙古大学艺术学院，就诊日期：2005 年 12 月 16 日。

主诉 血压高 15 年，胸痛、胸闷、气短 2 ~ 3 年，加重 1 个月余。

现病史 患者自诉于 15 年前无明显诱因出现头晕、心慌、乏力，测血压，比正常值高（具体不详），未明确诊断治疗，3 年前开始晨起气短、胸部疼痛，饮酒后症状显著。2005 年 4 月 5 号就诊于内蒙古医院诊断"高血压病 2 级，高心病，冠心病"开始服用硝苯地平等药物，服用上述药物后病情好转，1 个月前上述症状加重为求蒙医治疗来我门诊。病程中消化不良，夜间 3 ~ 4 点钟出现胃烧灼感，口干，大小便正常。

既往史 慢性胃炎病史数年，否认结核、肝炎等传染病史。

个人史 已婚，无过敏史，吸烟、喝酒 25 余年（戒烟、戒酒 10 年），否认其他特殊嗜好。

家族史 无糖尿病，高血压病，家族遗传病。

望诊 舌形正常，舌色鲜红，舌苔薄且黄。神智清，精神佳，四肢活动正常。

脉诊 混合脉。

查体 T 36.4℃、BP 110/80mmHg、P 64 次/min、R 18 次/min。

辅助检查 2005年4月5日：①心脏彩超示：左房增大、左室壁肥厚、左室后下壁活动异常、左室舒张功能减低。②腹部彩超示：脂肪肝。③前列腺彩超示：前列腺增大。

诊断要点 分析症状同时着重了解患者饮食、睡眠、便、尿的情况，观察患者舌象、络脉、皮肤、五官等情况。

蒙医诊断 ①心悸症；②高血压病（赫依血盛型）。

西医诊断 ①心律失常；②高血压病。

辨证治疗 以镇赫依，调赫依、血相搏，疏通赫依血，总体为重点，镇胃热，调理胃火，原则对症辨证治疗。

治则 镇赫依，调赫依、血相搏，对症治疗原则。

治疗方案

早：养心丸2g加十一味寒水石2g，温开水送服/×7天；

午：新-Ⅱ号3g用二十五味大汤散及七味檀香散3g，煎汤送服/×7天；

晚：珍宝丸2g用三十五味沉香散3g煎汤送服/×7天；

睡前：心-Ⅰ号3g，温开水送服/×3天。

医嘱 ①避免劳累或情绪激动。②戒烟、戒酒，低盐低脂饮食。③舒适安静环境里静养。

第2、3次就诊三诊资料：

望诊 舌形正常，舌色鲜红，舌苔薄且黄。神智清，精神可，五官活动正常，行动自如。

问诊 胃部不适，气短较前缓解，偶有午后头晕，睡眠差，多梦，常夜间睡1个小时就睡醒。

脉诊 混合脉。

查体 T 36.7℃、BP 140/90mmHg、P 61次/min、R 18次/min。

辅助检查 2005年4月5日：①心脏彩超示：左房增大、左室壁肥厚、左室后下壁活动异常、左室舒张功能减低。②腹部彩超示：脂肪肝。③前列腺彩超示：前列腺增大。

第2、3次就诊诊断分析：从症状判断，诊断及诊疗方案正确合理。主因赫依盛，睡眠差，头晕症状为主，再原有的治疗上祛赫依，疏通赫依血，以三十五味沉香散，四味蒺藜汤为主用药。

治疗方案调整 按原方案继续治疗。

蒙医诊断 ①心悸症；②高血压病（赫依血盛型）。

西医诊断 ①心律失常；②高血压病。

治则 镇赫依，疏通赫依血，对症辨证施治为原则。

治疗方案

早：养心丸2g加十一味寒水石2g，温开水送服/×7天；

午：新-Ⅱ号3g用二十五味大汤散及七味檀香散3g，煎汤送服/×7天；

晚：珍宝丸2g用三十五味沉香散及四味蒺藜汤3g，煎汤送服/×7天；

睡前：养心丸2g，温开水送服/×7天。

第二次就诊治疗7天，第三次15天共计34天。

医嘱 ①避免劳累或情绪激动。②戒烟、戒酒，低盐低脂饮食。③舒适安静环境里静养。

第4次就诊三诊资料：

望诊 舌形正常，舌色鲜红，舌苔薄且灰白。神智清，精神好，面色正常，活动可，五官活动正常。

问诊 胃不适，消化不好，晨有发热感，睡眠差，下午头晕。

脉诊 脉粗且壮。

查体 T 36.5℃、BP 130/85mmHg、P 62次/min、R 16次/min。

第4次就诊诊断分析：镇赫依，疏通赫依血治疗后心刺痛明显好转，下午头晕，睡眠差判断心功能未完全恢复，赫依，血相搏未祛。

治疗方案调整　继续目前治疗。

蒙医诊断　①心悸症；②高血压病：赫依血盛型。

西医诊断　①心律失常；②高血压病。

治则　镇赫依，疏通赫依血，对症辨证施治为原则。

治疗方案

早：养心丸2g加十一味寒水石2g，温开水送服/×157天；

午：新-Ⅱ号3g用二十五味大汤散及七味檀香散3g，煎汤送服/×15天；

晚：珍宝丸2g用三十五味沉香散及四味蒺藜汤3g，煎汤送服/×15天；

睡前：养心丸2g，温开水送服/×15天。

共计15天。

医嘱　①避免劳累或情绪激动。②戒烟、戒酒，低盐低脂饮食。③舒适安静环境里静养。

诊疗方案疗效　好转。心一前区不适，胸闷症状好转，血压下降至正常值，精神佳，体力恢复，能够参加正常劳动。

按语　因各种原因引起赫依盛，赫依血相搏等原因损害心脏，影响心脏正常功能，以镇赫依，调赫依血相搏，疏通赫依血投药养心丸，珍宝丸，心-Ⅰ号，调理体素，投用二十五味大汤散、七味檀香散、三十五味沉香散，调理热盛，分辨清浊投用十一味寒水石等用44天治疗后病情好转，得到较好的效果。

第二节　心刺痛病治疗

一、心脏赫依性刺痛治疗

案1

患者：宝某，性别：女，年龄：39岁，民族：蒙古族，职业：工人，婚姻状况：已婚，籍贯：通辽后旗，现住址：呼和浩特蒙古族幼儿园宿舍，就诊日期：2005年10月14日。

主诉　心慌，呼吸困难，失眠半年。

现病史　患者从春季开始常常有心慌，呼吸困难，深呼吸后感觉舒服，浑身无力，头闷失眠，多梦等症状。劳累或生气后加重，还伴有头疼，口干，健忘等症状。所以口服西药（药名不详）未见明显疗效，特此为蒙医治疗来我院门诊就诊。体格发育正常，神智清，食欲好，大小便正常。

既往史　既往否认患有乙肝、肺结核等传染病。

个人史　已婚，无过敏史，无特殊嗜好。

家族史　无糖尿病，高血压病，家族遗产病史。

望诊　舌色红，舌苔淡黄。神智清，精神欠佳，五官正常，行动自如。

脉诊　脉粗，短，数。

查体　T 36.7℃、BP 90/60mmHg、P 88次/min、R 18次/min。

诊断要点　分析症状同时着重了解患者饮食、睡眠、便、尿的情况，观察患者舌象、络脉、皮肤、五官等情况。

蒙医诊断　心赫依性刺痛。

西医诊断　心脏神经官能症。

辨证治疗　患者患心刺痛，为治疗心赫依血性刺痛，以镇赫依，调赫依、血相搏，疏通赫依血，助心力为原则投以养心丸，镇心赫依热用新-Ⅱ号和七味檀香散，二十五味大汤散珍宝丸三十五味沉香散等药物治疗。

治则　镇赫依，调赫依血相搏，疏通赫依血，助心力并随症辨证施治为原则。

治疗方案

早：养心丸3g温开水送服/×7天；

午：新-Ⅱ号2g用二十五味大汤散及七味檀香散3g，煎汤送服/×7天；

晚：珍宝丸3g用三十五味沉香散3g煎汤送服/×7天。

医嘱　①避免劳累及忌情绪波动过大及强烈的精神刺激；②忌抽烟饮酒；③忌食用油腻食物，宜食易于消化的羊肉汤，新鲜蔬菜水果。

第2、3次就诊三诊资料：

就诊日期　2005年10月22日。

望诊　舌形正常，舌色鲜红，舌苔灰。神智清，精神可，五官活动正常，行动自如。

问诊　心慌明显缓解，全身症状都明显好转，头右侧偶感疼痛，较服药前明显缓解，睡眠明显好转梦魇消失。食欲佳。

脉诊　脉脉势粗壮且快。

查体　T 37℃、第二次就诊BP 95/65mmHg、第三次就诊：BP 90/60mmHg、P 80次/min、R 20次/min。

第2、3次就诊诊断分析：从症状判断，诊断及诊疗方案正确合理。

治疗方案调整　按原方案继续治疗。

蒙医诊断　心赫依性刺痛。

西医诊断　心脏神经官能症。

治则　镇赫依，疏通赫依血，助胃火并随症辨证施治为原则。

治疗方案

早：养心丸2g加十三味红花密诀散1g，温开水送服/×20天；

午：新-Ⅱ号2.5g用二十五味大汤散及七味檀香散3g，煎汤送服/×20天；

晚：珍宝丸2g用三十五味沉香散3g，煎汤送服/×20天。

第二次就诊治疗20天，第三次20天共计40天。

医嘱　①避免劳累，忌过大的情绪波动及强烈的精神刺激，宜在静寂，凉爽处修养；②忌抽烟饮酒；③忌口服安定类药物；④忌食用油腻食物，宜食易于消化的羊肉汤，新鲜蔬菜水果。

第4次就诊三诊资料：

就诊日期　2005年12月22日。

望诊　舌形正常，舌色鲜红，舌苔薄且灰白。神智清，精神好，面色正常，活动可，五官活动正常。

问诊　全身症状好转，并无其他不适。

脉诊　脉粗，数。

查体　T 37℃、BP 95/60mmHg、P 80次/min、R 20次/min。

第4次就诊诊断分析：心刺痛明显好转。为巩固疗效，按原方案继续治疗20天。

治疗方案调整　按原方案治疗。

蒙医诊断　心赫依性刺痛。

西医诊断　心脏神经官能症。

治则 镇赫依，调赫依、血相搏，疏通赫依血，助心力并随症辨证施治为原则。

治疗方案

早：养心丸 2g 加十三味红花密诀散 1g，温开水送服/×20 天；

午：新-Ⅱ号 2.5g 用二十五味大汤散及七味檀香散 3g，煎汤送服/×20 天；

晚：珍宝丸 2g 用三十五味沉香散 3g，煎汤送服/×20 天。

医嘱 ①避免劳累，忌过大的情绪波动及强烈的精神刺激，宜在静寂，凉爽处修养；②忌抽烟饮酒；③忌口服安定类药物；④忌食用油腻食物，宜食易于消化的羊肉汤，新鲜蔬菜水果。

按语 此患者患心刺痛，分型：赫依血盛型。从病因分析，应祛基础疾病。镇赫依，调赫依、血相搏，疏通赫依血，助心力并随症辨证施治为原则投以养心丸，镇心赫依热用新-Ⅱ号和七味檀香散，二十五味大汤散珍宝丸三十五味沉香散等药物治疗，合计共 67 天。患者症状全部缓解，治疗效果可佳。

案 2

患者：刘某，性别：女，年龄：39 岁，民族：汉族，职业：个体，婚况：已婚，籍贯：山西省大同市，现住址：呼和浩特市长乐宫东街，就诊日期：2005 年 11 月 28 日。

主诉 胸闷、心前区疼痛 2 个月。

现病史 2 个月前因惊吓、过度忧伤，出现心前区针刺样疼痛，伴有左肩胛下区疼痛，胸闷、时而血压高，常在 150/90 mmHg 左右，失眠、多梦、头晕、耳鸣、易惊吓、情绪不稳定、叹气。劳累或休息不好时病情加重。西医检查诊断为"冠心病"，未做治疗。为服蒙药治疗今来本门诊就诊。患者反酸、便秘、腰困、下腹部疼痛，月经提前 3 ~ 4 天，发育正常、精神状态差、食欲尚可，大小便正常。

既往史 胆囊炎病史 3 年。无肝炎及肺结核等传染病史。

个人史 无过敏史，无其他特殊嗜好。

家族史 无家族性疾病及遗传性疾病。

望诊 舌象正常，舌质红 、干糙，舌苔薄、黄。精神状态佳、面色正常、自动体位、五官端正、行动自如。

脉诊 数、细。

查体 T 36.3℃，BP 120/80mmHg，HR 68 次/分，R 20 次/分。

辅助检查 2005 年 11 月 26 日内蒙古自治区医院心彩超：轻度左室舒张功能减低；ECG：①窦型心律；②大致正常心电图。2005 年 12 月 19 日子宫附件 B 超：①道格拉斯窝积液；②宫腔积液；③子宫肌瘤。

诊断要点 临症时询问主要症状的病因、病史、益害情况、食欲、睡眠、二便等为主。结合观察五官、精神状态、行动和舌诊、脉诊为重点。

蒙医诊断 ①心脏赫依性刺痛；②子宫肌瘤。

西医诊断 ①心脏自主神经功能紊乱；②子宫肌瘤。

辨证治疗 本病由于赫依偏盛宿居于心脏，影响心脏功能，赫依血运行受阻脉窍阻塞而引起，因此镇赫依服用三十五味沉香散；增强心脏功能、通脉窍、改善赫依血运行服珍宝丸，以三十五味沉香散为引子送服；促进赫依血运行、增强心脏功能用养心丸、新-Ⅱ号、心-Ⅰ号等；并根据病情对症治疗，清除子宫肌瘤。从整体观角度服用十一味寒水石散改善清浊分离。

治则 镇赫依，促进赫依血运行、通脉窍、增强心脏功能为治疗原则。

治疗方案

早：养心丸 3g 加十一味寒水石散 1.5g/×15 天；

午：新-Ⅱ号 2.5g，用二十五味大汤散及七味檀香散 3g，煎汤送服/×15 天；

晚：珍宝丸 3g 用三十五味沉香散加四味豆蔻汤 3g，煎汤送服/×15 天；

睡前：心-Ⅰ号 3g 温开水送服/×8 天。

辅助疗法 给予心理治疗，心情舒畅。

医嘱 ①忌过度劳累、忌嘈杂环境、忌情绪激动，静养。②进食瘦羊肉、新鲜水果、蔬菜等富含营养、易消化食品。

第 2 次就诊三诊资料：

望诊 舌象正常，舌质红，舌苔无。精神状态佳、五官正常、行动自如。

问诊 心脏比以前好多了，胸闷及疼痛明显好转。睡眠差、多梦。其他症状总体见好，基本正常了。

脉诊 粗、数。

查体 T 36.2℃、第二次就诊 BP 120/ 80mmHg 、第四次就诊：BP 120/85mmHg、P 76 次/分、R 20 次/分。

第 2 次就诊诊断分析：以上诊断、治疗适宜，主要症状明显好转，本次结合清除子宫肌瘤药物。

治疗方案调整 继续按原方案治疗的基础上，加用益母丸。

蒙医诊断 ①心脏赫依性刺痛；②子宫肌瘤。

西医诊断 ①心脏自主神经功能紊乱；②子宫肌瘤。

治则 镇赫依，促进赫依血运行、通脉窍、增强心脏功能为治疗原则。

治疗方案

早：养心丸 3g 加十一味寒水石散 1.5g/×15 天；

午：新-Ⅱ号 2.5g，用二十五味大汤散及七味檀香散 3g，煎汤送服/×15 天；

晚：益母丸 3g 加益母膏 5ml 用温开水送服/×15 天；

睡前：珍宝丸 3g 用三十五味沉香散加四味豆蔻汤 3g，煎汤送服/×15 天。

辅助疗法 给予心理治疗，心情舒畅。

医嘱 ①忌过度劳累、忌嘈杂环境、忌情绪激动，静养。②进食瘦羊肉、新鲜水果、蔬菜等富含营养、易消化食品。

第 3 次就诊三诊资料：

望诊 舌象正常，舌质红，舌苔无。精神状态佳、五官正常、行动自如。

问诊 胸闷好多了，心前区疼痛消失了，病情基本好了，但还是梦多。月经正常。

脉诊 粗、冲。

查体 T 36.8℃、第二次就诊 BP 120/ 80mmHg 、第四次就诊：BP 120/85mmHg、P 75 次/分、R 20 次/分。

第 3 次就诊诊断分析：经过上述治疗后心脏赫依病症状基本治愈。病情稳定，治疗进入巩固阶段，同时结合清除子宫肌瘤的药物。

治疗方案调整 继续按原方案治疗，同时稀释血液、化解肌瘤的原则，治疗肌瘤。

蒙医诊断 ①心脏赫依性刺痛；②子宫肌瘤。

西医诊断 ①心脏自主神经功能紊乱；②子宫肌瘤。

治则 镇赫依，促进赫依血运行、通脉窍、增强心脏功能为治疗原则。

治疗方案

早：前 15 天养心丸 2g 加五味当归散 1.5g /×15 天，后 15 天养心丸 3g 加十一味寒水石散1g /×15；

午：益母丸3g加益母膏5ml，温开水送服／×30天；

晚：益母丸3g加益母膏5ml，温开水送服／×30天。

辅助疗法　结合心理治疗。

医嘱　①忌过度劳累、忌嘈杂环境，忌情绪激动，静养。②进食瘦羊肉、新鲜水果、蔬菜等富含营养、易消化食品。

诊疗方案疗效　总体治愈。主要症状消失。患者情绪稳定，能够维持日常生活工作。

按语　本病由于赫依偏盛宿居于心脏，影响心脏功能、导致赫依血运行受阻而引起，心悸、胸闷、睡眠差、情绪不稳定，叹气等症状。从病因角度镇赫依，服用三十五味沉香散；通脉窍，服用珍宝丸以三十五味沉香散送服；调理赫依血相搏、增强心脏功能，服养心丸、新-2号、新-Ⅰ号、七味白檀香汤；从整体观角度改善消化，调节三根与体素平衡服十一味寒水石散、二十五味大汤散。经过30天的治疗，疗效较好。

案3

患者：奈某，性别：女，年龄：58岁，民族：蒙古族，职业：农民，婚姻状况：已婚，籍贯：鄂尔多斯乌审旗，现住址：鄂尔多斯乌审旗，就诊日期：2005年11月18日。

主诉　心慌，呼吸困难，五年，加重伴全身浮肿1个月。

现病史　患者2000年突然不明原因口眼歪斜，查体未果。自那以后有心慌，呼吸困难，夜间胸部鸣音，偶有劳累后头晕，眼前发黑，脸、手脚及全身浮肿等症状。心电图超声检查都正常，所以无系统诊治。1个月前因劳累过度全身浮肿，呼吸困难，加重特此为蒙医治疗来我院门诊就诊。体格发育正常，神智清，食欲欠佳，有腹胀的表现，大小便正常。

既往史　既往否认患有乙肝、肺结核等传染病。

个人史　已婚，无过敏史，无特殊嗜好。

家族史　无糖尿病、高血压病、家族遗产病史。

望诊　舌色红，舌苔厚淡灰。神智清，精神欠佳，眼睑脸部浮肿，行动自如。

脉诊　脉粗，数。

查体　T 36.8℃、BP 135/90mmHg、P 88次／min、R 20次／min。

辅助检查　2002年8月乌审旗蒙医院心电图检查正常。2004年10月心彩超，尿常规正常。

诊断要点　分析症状同时着重了解患者饮食、睡眠、便、尿的情况，观察患者舌象、络脉、皮肤、五官等情况。

蒙医诊断　赫依性心刺痛，赫依浮肿。

西医诊断　神经功能紊乱综合征，心脏神经功能紊乱。

辨证治疗　患者患心刺痛，为治疗心赫依性刺痛，以镇赫依，疏通赫依血，助心力为主。

治则　镇赫依，疏通赫依血，助心力并随症辨证施治为原则。

治疗方案

早：养心丸3g加十一味寒水石散1g温开水送服／×7天；

午：新-Ⅱ号2g用二十五味大汤散及七味檀香散3g煎汤送服／×7天；

晚：珍宝丸3g用三十五味沉香散3g煎汤送服／×7天；

睡前：心-1号3g用温开水送服／×7天。

医嘱　①避免劳累及忌情绪波动过大及强烈的精神刺激；②忌抽烟饮酒；③忌食用油腻食物，宜食易于消化的羊肉汤。

第2次就诊三诊资料：

就诊日期　2005年11月26日。

望诊　舌形正常，舌色鲜红，舌苔厚且灰白。神智清，精神可，五官活动正常，行动自如。

问诊　心慌明显缓解，浮肿稍缓解，睡眠差，胸腔鸣音无缓解。

脉诊　粗壮且快。

查体　T 37℃、第二次就诊 BP 130/90mmHg、第三次就诊：BP 90/60mmHg、P 80 次/min、R 18 次/min。

第 2 次就诊诊断分析：从症状判断，诊断及诊疗方案正确合理。

治疗方案调整　按原方案继续治疗。

蒙医诊断　赫依性心刺痛，赫依浮肿。

西医诊断　神经功能紊乱综合征，心脏神经功能紊乱。

辨证治疗　患者患心刺痛，为治疗心赫依性刺痛，以镇赫依，祛赫依，疏通赫依血，助心力为主。

治则　镇赫依，疏通赫依血，助心力并随症辨证施治为原则。

治疗方案

早：养心丸 3g 加十一味寒水石散 1g 温开水送服/×7 天；

午：新-Ⅱ号 2.5g 用二十五味大汤散及七味檀香散 3g，煎汤送服/×7 天；

晚：珍宝丸 2g 用三十五味沉香散 3g，煎汤送服/×7 天；

睡前：心-1 号 3g 用温开水送服/×3 天。

医嘱　①避免劳累及忌情绪波动过大及强烈的精神刺激；②忌抽烟饮酒；③忌食用油腻食物，宜食易于消化的羊肉汤。

第 3 次就诊三诊资料：

就诊日期　2005 年 12 月 4 日。

望诊　舌形正常，舌色鲜红，舌苔白。神智清，精神好，面色正常，活动可，五官活动正常。

问诊　全身症状好转，活动后心慌加重稍事休息症状缓解，并无其他不适。

脉诊　脉粗，数。

查体　T 37℃、BP 130/90mmHg、P 76 次/min、R 18 次/min。

辅助检查　无。

第 3 次就诊诊断分析：心刺痛明显好转。逐渐减药。

治疗方案调整　按原方案治疗。

蒙医诊断　赫依性心刺痛，赫依浮肿。

西医诊断　神经功能紊乱综合征，心脏神经功能紊乱。

辨证治疗　患者患心刺痛，为治疗心赫依性刺痛，以镇赫依，疏通赫依血，助心力为主。

治则　镇赫依，疏通赫依血，助心力并随症辨证施治为原则。

治疗方案

早：养心丸 3g 加十一味寒水石散 1g 温开水送服/×15 天；

午：新-Ⅱ号 3g 用广枣-11 味 3g，煎汤送服×15 天；

晚：珍宝丸 3g 用三十五味沉香散 3g，煎汤送服×15 天；

睡前：心-1 号 3g 用温开水送服/×8 天。

医嘱　①避免劳累，忌过大的情绪波动及强烈的精神刺激，宜在静寂，凉爽处修养；②忌抽烟饮酒；③忌食用油腻食物，宜食易于消化的羊肉汤。

第 4 次就诊三诊资料：

就诊日期　2005 年 12 月 20 日。

望诊　舌形正常，舌色鲜红，舌苔白。神智清，精神可，五官活动正常，行动自如。

问诊　心慌明显缓解浮肿稍缓解，睡眠差，胸腔鸣音无缓解。

脉诊　粗且弱。

查体　T 36.6℃、BP 130/90mmHg、P 76 次/min、R 18 次/min。

辅助检查　无。

第 4 次就诊诊断分析：从症状判断，诊断及诊疗方案正确合理。

治疗方案调整　按原方案继续治疗。

蒙医诊断　赫依性心刺痛，赫依浮肿。

西医诊断　神经功能紊乱综合征，心脏神经功能紊乱。

辨证治疗　患者患心刺痛，为治疗心赫依性刺痛，以镇赫依，疏通赫依血，助心力为主。

治则　镇赫依，疏通赫依血，助心力并随症辨证施治为原则。

治疗方案

早：养心丸 3g 加十一味寒水石散 1g 温开水送服/×15 天；

午：新-Ⅱ号 2g 用二十五味大汤散及七味檀香散 3g，煎汤送服/×15 天；

晚：珍宝丸 3g 用三十五味沉香散 3g，煎汤送服/×15 天；

睡前：心-1 号加十味诃子胃寒散 3g 用温开水送服/×8 天。

医嘱　①避免劳累，忌过大的情绪波动及强烈的精神刺激，宜在静寂，凉爽处修养；②忌抽烟饮酒；③逐渐减药量。

按语　赫依浮肿主要是以面部，手脚及全身浮肿伴心慌呼吸困难的一种赫依疾病。主要因为赫依增多使全身赫依血紊乱使赫依将全身的水吹向全身各个器官。赫依旺盛，年纪稍大女性容易患此病。所以以镇赫依，消浮肿，助心力的原则治疗。祛陈热并随症辨证施治原则投以十味诃子胃寒散，养心丸，三十五味沉香散，七味檀香散为主，当病程发展到以赫依为主时，镇赫依，疏通赫依血并随症辨证施投以养心丸、新 2 号、珍宝丸、三十五味沉香散、十一味寒水石散、十一味广枣散取得了显著疗效。

二、心脏血热性刺痛的治疗

案 1

患者：巴某，性别：女，年龄：47 岁，民族：蒙古族，职业：工人，婚姻状况：已婚，籍贯：锡林郭勒盟正镶白旗，现住址：内蒙古图书馆，就诊日期：2005 年 10 月 21 日。

主诉　偶有心绞痛，呼吸困难，胸闷一年余，加重 3 个月。

现病史　患者与去年 7 月份起偶有心绞痛，呼吸困难，胸闷等。常凌晨 4～5 点发作，疲劳后一天发作 1～2 次，每次持续 15～20 分钟。同时伴有失眠，头晕，大汗，心慌，并向左上肢放射麻木疼痛。2005 年 8 月 20 日就诊于内蒙古医学院第一附属医院确诊为"二尖瓣关闭不全，主动脉瓣关闭不全"。近 3 个月加重并下腹部坠胀，经期提前，月经血过多伴头痛以右侧偏头痛为著。食欲不振，消化不良。口服西药（药名不详）未见明显疗效，特此为蒙医治疗来我院门诊就诊。体格发育正常，神智清，精神差，大小便正常。

既往史　无肝炎，结核病史。

个人史　未婚，无过敏史，无特殊嗜好，其他：饮酒，不吸烟。

家族史　无糖尿病，高血压病，家族遗传病。

首诊三诊资料：

望诊　舌形正常，舌色鲜红，舌苔薄且黄。神智清，精神差，面色暗淡，行动迟缓。

脉诊　脉弱且快。

查体　T 36.5℃、BP 140/70mmHg、P 86 次/min、R 20 次/min。

辅助检查　2004 年 8 月 20 日内蒙古医学院附属医院心脏彩超：①左心室肥厚轻度二尖瓣关闭不全；②左心室顺应性减低，主动脉瓣关闭不全。

诊断要点　分析症状同时着重了解患者饮食、睡眠、便、尿的情况，观察患者舌象、络脉、皮肤、五官等情况。

蒙医诊断　①心刺痛；②高血压病；③子宫肉痞（赫依血型）。

西医诊断　①冠心病；②高血压病；③子宫肌瘤。

辨证治疗　患者患心刺痛，高血压病，子宫肉痞。为治疗心赫依血性刺痛，以镇赫依，调理赫依、血相搏，疏通赫依血，助心力为原则投以养心丸，新-Ⅱ号，心-Ⅰ号等药物治疗。

治则　镇赫依，调理赫依、血相搏，疏通赫依血，助心力并随症辨证施治为原则。

治疗方案

早：养心丸 2g，加白色丸 1g，温开水送服/×7 天；

午：新-Ⅱ号 2g，用二十五味大汤散加七味檀香散各 1.5g，煎汤送服/×7 天；

晚：珍宝丸 3g，用三十五味沉香散 3g，煎汤送服/×7 天；

睡前：心-Ⅰ号 3g，温开水送服/×4 天。

医嘱　①避免劳累及忌油腻饮食；②忌抽烟饮酒；③忌过大的情绪波动及强烈的精神刺激，宜在静寂，凉爽处修养。

第 2、3 次就诊三诊资料：

望诊　舌形正常，舌色鲜红，舌苔薄且黄。神智清，精神可，五官活动正常，行动自如。

问诊　心前区未明显刺痛，呼吸困难较前缓解，劳累时加重。偶有午后眼睑水肿，目赤，上下肢肿胀。

脉诊　脉脉势粗壮且快。

查体　T 37℃、第二次就诊 BP 140/80mmHg、第三次就诊：BP 150/95mmHg、P 80 次/min、R 20 次/min。

辅助检查　2005 年 9 月 27 日妇科彩超：①子宫肌瘤；②宫颈液性暗区。

第 2、3 次就诊诊断分析：从症状判断，诊断及诊疗方案正确合理。

治疗方案调整　按原方案继续治疗。

蒙医诊断　①心刺痛；②高血压病；③子宫肉痞（赫依血型）。

西医诊断　①冠心病；②高血压病；③子宫肌瘤。

治则　镇赫依，调理赫依、血相搏，疏通赫依血，助心力并随症辨证施治为原则。

治疗方案

早：养心丸 2g 加十三味红花密诀散 1g，温开水送服/×7 天；

午：新-Ⅱ号 2.5g 用二十五味大汤散加七味檀香散各 1.5g 煎汤送服/×7 天；

晚：珍宝丸 2g 用三十五味沉香散加三味蒺藜汤各 1.5g 煎汤送服/×7 天；

睡前：心-Ⅰ号加八味海金砂散 3g，温开水送服/×3 天。

第二次就诊治疗 7 天，第三次 7 天共计 14 天。

医嘱　①避免劳累及忌油腻饮食；②忌抽烟饮酒；③忌过大的情绪波动及强烈的精神刺激，宜在静寂，凉爽处修养。

第 4 次就诊三诊资料：

望诊　舌形正常，舌色鲜红，舌苔薄且灰白。神智清，精神好，面色正常，活动可，五官活动正常。

问诊 心刺痛未发作，呼吸困难及睡眠明显好转。现下腹部胀痛，经期提前，月经量过多，右侧偏头痛加重。

脉诊 脉快且有力。

查体 T 37℃、BP 140/95mmHg、P 76 次/min、R 20 次/min。

第 4 次就诊诊断分析：心刺痛明显好转。子宫肉痞症状明显。按原方案继续治疗的同时消肉痞治疗。

治疗方案调整 养心丸疏通赫依血前提下，以五味当归散稀释血液，投以益母草丸消痞治疗。

蒙医诊断 ①心刺痛；②高血压病；③子宫肉痞（赫依血型）。

西医诊断 ①冠心病；②高血压病；③子宫肌瘤。

治则 镇赫依，调理赫依、血相搏，疏通赫依血，助心力并随症辨证施治为原则。

治疗方案

早：养心丸 2g 加五味当归散 1.5g，温开水送服/×7 天；

午：益母草丸 3g，温开水送服/×7 天；

晚：益母草丸 3g，温开水送服/×7 天；

睡前：三味力日和丸 2 粒，温开水送服/×7 天。

医嘱 ①避免劳累及忌油腻饮食；②忌抽烟饮酒；③忌过大的情绪波动及强烈的精神刺激，宜在静寂，凉爽处修养。

第 5 次就诊三诊资料：

望诊 舌形正常，舌色鲜红，舌苔薄且灰白。神智清，精神好，面色正常，活动可，五官活动正常。

问诊 又心前区不适，全身不适，胃痛，关节疼痛，腰骶部坠痛，呼吸稍感困难，病情不如前段时间稳定。

脉诊 脉脉势粗壮且弱。

查体 T 37℃、BP 120/85mmHg、P 78 次/min、R 20 次/min。

第 5 次就诊诊断分析：上次减少心刺痛药物后症状再次出现。因此以优先治疗心刺痛为主要治疗方案，同时燥黄水治疗。

治疗方案调整 按原方案继续治疗并投以燥黄水治疗药物。

蒙医诊断 ①心刺痛；②高血压病；③子宫肉痞（赫依血型）。

西医诊断 ①冠心病；②高血压病；③子宫肌瘤。

治则 镇赫依，调理赫依、血相搏，疏通赫依血，助心力并随症辨证施治为原则。

治疗方案

早：养心丸 2g 加十一味寒水石散 2g，温开水送服/×7 天；

午：新-Ⅱ号 2g 用二十五味大汤散加七味檀香散各 1.5g，煎汤送服/×7 天；

晚：珍宝丸 3g 用三十五味沉香散 3g，煎汤送服/×7 天；

睡前：心-Ⅰ号加十一味白云香散 3g，温开水送服/×3 天。

医嘱 ①避免劳累及忌油腻饮食；②忌抽烟饮酒；③忌过大的情绪波动及强烈的精神刺激，宜在静寂，凉爽处修养。

第 6 次就诊三诊资料：

望诊 舌形正常，舌色鲜红，舌苔薄且灰白。神智清，精神好，面色正常，五官活动正常，行动自如。

问诊 病情明显好转，无明显不适。心悸，呼吸困难，心刺痛，乏力等症状消失。食欲好，睡眠佳，无明显不适。

脉诊　脉脉势粗壮且有力。

查体　T 37℃、BP 120/80mmHg、P 72 次/min、R 20 次/min。

第 6 次就诊诊断分析：病情明显好转，进入巩固治疗阶段。

治疗方案调整　按原方案继续巩固治疗并逐渐减量停药。

蒙医诊断　①心刺痛；②高血压病；③子宫肉痞（赫依血型）。

西医诊断　①冠心病；②高血压病；③子宫肌瘤。

治则　镇赫依，调理赫依、血相搏，疏通赫依血，助心力并随症辨证施治为原则。

治疗方案

早：养心丸 2g 加十一味寒水石散 2g，温开水送服/×30 天；

午：新-Ⅱ号 2g 用二十五味大汤散加七味檀香散各 1.5g 煎汤送服/×30 天；

晚：珍宝丸 3g 用 35 味沉香散 3g 煎汤送服/×30 天；

睡前：心-Ⅰ号加十一味白云香散 3g，温开水送服/×15 天。

医嘱　①避免劳累及忌油腻饮食；②忌抽烟饮酒；③忌过大的情绪波动及强烈的精神刺激，宜在静寂，凉爽处修养。

诊疗方案疗效　好转。心前区不适等心刺痛症状消失，心刺痛明显好转。

按语　镇赫依，调理赫依、血相搏，疏通赫依血，助心力并随症辨证施治为原则投以养心丸，新-Ⅱ号，心-Ⅰ号。经过 35 天的治疗心刺痛明显好转。正确的结合了病因及发病机理，对症投药，分清主次疾病，区分治疗达到较好的疗效。

案 2

患者：李某，性别：女，年龄：46 岁，民族：汉族，职业：教师，婚姻状况：已婚，籍贯：乌兰察布四子王旗，现住址：乌兰察布四子王旗，就诊日期：2005 年 10 月 24 日。

主诉　心慌，心前区刺痛 3 年余加重并胸闷浑身无力半年。

现病史　患者从 2002 年春季开始常常有心慌，心前区刺痛，胸闷头晕等症状。每天躺下后会出现心慌，心前区疼痛的症状，持续时间几秒钟。过度劳累，情绪激动，爬楼梯时会出现胸左侧疼痛症状。心电图诊断为心肌供血不足口服复方丹参滴丸，阿司匹林等症状缓解。从今年四月份开始以上症状加重，在当地检查后被诊断为冠心病，心肌供血不足。特此为蒙医治疗来我院门诊就诊。患者自感浑身发软，小便次数增多。

既往史　既往否认患有乙肝、肺结核等传染病。

个人史　已婚，无过敏史，无特殊嗜好。

家族史　父亲弟弟患有心脏病，饮酒后浑身发软，无糖尿病家族遗产病史。

三诊资料：

望诊　舌色红，舌苔白厚，神智清，精神欠佳，五官正常，行动自如。

问诊　四年前开始心慌，心前区刺痛，胸闷头晕等症状。每天躺下后会出现心慌，心前区疼痛的症状，持续时间几秒钟。过度劳累，情绪激动，爬楼梯时会出现胸左侧疼痛症状。偶尔出现头疼头晕症状，血压不高。

脉诊　脉粗。

查体　T 36.4℃、BP 110/75mmHg、P 68 次/min、R 20 次/min。

辅助检查　2005 年 5 月 4 日四子王旗：心脏彩超：前间壁运动减弱；ECG：窦性心律，T 波改变；脑彩超：脑动脉硬化，右侧大脑中动脉呈高流速，双侧基底动脉高流速；平板活动实验：+，2005 年 11 月 20 日，ECG：窦性心律，T 波改变。

诊断要点　分析症状同时着重了解患者饮食、睡眠、便、尿的情况，观察患者舌象、络脉、皮肤、五官等情况。

蒙医诊断　心刺痛（赫依血盛型）。

西医诊断　①冠心病；②心肌供血不足。

辨证治疗　患者患心刺痛，为治疗心赫依血性刺痛，以镇赫依，调理赫依、血相搏，疏通赫依血，用养心丸、新-Ⅱ号、心-1号及珍宝丸等药物治疗。

治则　镇赫依，调理赫依，疏通赫依血，助心力并随症辨证施治为原则。

治疗方案

早：养心丸2g加洁白丸1g温开水送服/×15天；

午：新-Ⅱ号3g用二十五味大汤散及七味檀香散3g，煎汤送服/×15天；

晚：珍宝丸3g用三十五味沉香散3g，煎汤送服/×15天；

睡前：心-1号3g用温开水送服。

医嘱　①避免劳累及忌情绪波动过大及强烈的精神刺激；②宜在静寂，凉爽处修养；③忌食用油腻食物，宜食易于消化的食物。

第2、3次就诊三诊资料：

就诊日期　2005年11月9日。

望诊　舌形正常，舌色鲜红，舌苔薄灰白。神智清，精神可，五官活动正常，行动自如。

问诊　心慌关节疼痛明显缓解，心前区疼痛没再出现。只是偶尔因为惊吓引起心慌呼吸困难。睡眠不佳梦多，无其他症状。脉诊：脉势粗壮且有力。

查体　T 36.5℃、第二次就诊BP 110/60mmHg、第三次就诊：BP 90/60mmHg、P 80次/min、R 20次/min。

第2、3次就诊诊断分析：从症状判断，诊断及诊疗方案正确合理。

治疗方案调整　按原方案继续治疗。因为有关节疼痛症状所以加用燥黄水止疼药云香十味。

蒙医诊断　心刺痛（赫依血盛型）。

西医诊断　①冠心病；②心肌供血不足。

治则　镇赫依，调理赫依、疏通赫依血，助胃热并随症辨证施治为原则。

治疗方案

早：养心丸2g加十味枫香脂散1.5g，温开水送服/×20天；

午：新-Ⅱ号2.5g用二十五味大汤散及七味檀香散3g，煎汤送服/×20天；

晚：珍宝丸2g用三十五味沉香散3g，煎汤送服/×20天；

第二次就诊治疗15天，第三次20天共计35天。

医嘱　①避免劳累及忌情绪波动过大及强烈的精神刺激；②宜在静寂，凉爽处修养；③忌食用油腻食物，宜食易于消化的食物。

第4次就诊三诊资料：

就诊日期　2005年12月14日。

望诊　舌形正常，舌色鲜红，舌苔薄且灰白。神智清，精神好，面色正常，活动可，五官活动正常。

问诊　全身症状好转，睡眠不佳，梦多。

脉诊　脉粗。

查体　T 36.4℃、BP 110/60mmHg、P 74次/min、R 20次/min。

第4次就诊诊断分析：心刺痛明显好转。为巩固疗效，按原方案继续治疗20天。

治疗方案调整　按原方案治疗，燥黄水药停用加用治疗失眠多梦的药。

蒙医诊断　心刺痛（赫依血盛型）。

西医诊断　冠心病、心肌供血不足。

治则　镇赫依，调理赫依、血相搏，疏通赫依血，助心力并随症辨证施治为原则。

治疗方案

早：养心丸3g加十一味寒水石散1g，温开水送服/×30天；

午：新-Ⅱ号2.5g用二十五味大汤散及七味檀香散3g，煎汤送服/×30天；

晚：珍宝丸2g用三十五味沉香散及三味蒺藜汤3g，煎汤送服/×30天；

睡前：心-1号3g用温开水送服/×15天。

医嘱　①避免劳累及忌情绪波动过大及强烈的精神刺激；②宜在静寂，凉爽处修养；③忌食用油腻食物，宜食易于消化的食物。

第5次就诊三诊资料：

就诊日期　2006年1月16日。

望诊　舌形正常，舌色鲜红，舌苔薄且灰白。神智清，精神好，面色正常，活动可，五官活动正常。

问诊　全身症状好转，睡眠有所好转，做家务身体无不适，但是受到惊吓后会心慌胸闷。

脉诊　脉粗。

查体　T 36.4℃、BP 100/70mmHg、P 74次/min、R 18次/min。

第5次就诊诊断分析：心刺痛明显好转。为巩固疗效，按原方案继续治疗30天。

治疗方案调整　按原方案治疗，燥黄水药停用加用治疗失眠多梦的药，祛陈热并随症辨证施治原则投以十味诃子胃寒散。

蒙医诊断　心刺痛（赫依血盛型）。

西医诊断　冠心病、心肌供血不足。

治则　镇赫依，调理赫依、血相搏，疏通赫依血，助心力并随症辨证施治为原则。

治疗方案

早：养心丸2g加十一味寒水石散1g，温开水送服/×30天；

午：新-Ⅱ号2.5g用二十五味大汤散及七味檀香散3g煎汤送服/×30天；

晚：珍宝丸2g用三十五味沉香散3g煎汤送服/×30天；

睡前：心-1号加十味诃子胃寒散3g用温开水送服/×15天。

医嘱　①避免劳累及忌情绪波动过大及强烈的精神刺激；②宜在静寂，凉爽处修养；③忌食用油腻食物，宜食易于消化的食物；④逐渐减药量。

按语　此患者患心慌，心前区刺痛，胸闷头晕等症状。每天躺下后会出现心慌，心前区疼痛的症状，持续时间几秒钟。过度劳累，情绪激动，爬楼梯时会出现胸左侧疼痛症状。从病因分析，应祛基础疾病。患者患心刺痛，为治疗心赫依血性刺痛，以镇赫依，调理赫依、血相搏，疏通赫依血，用养心丸、新-Ⅱ号、心-Ⅰ号、二十五味大汤散、七味檀香散、珍宝丸、三十五味沉香散等药物治疗。合计共5个月疗程。

案3

患者：王某，性别：男，年龄：65岁，民族：汉族，职业：退休干部，婚姻状况：已婚，籍贯：呼和浩特市，现住址：内蒙古自治区安全局，就诊日期：2006年3月3日。

主诉　阵发性胸痛10余年、加重伴胸闷20天。

现病史　患者自诉于10年前无明显诱因出现阵发性胸痛、气短、乏力、出冷汗，舍下含服速效救心丸上述症状缓解后就诊于内蒙古医院，诊断"冠状动脉粥样硬化性心脏病、心绞痛"住院治疗后症状好转出院。平素因劳累或情绪激动后易出现上述症状，2月8日再次出现胸痛，持续1

小时余未缓解，伴胸闷、气短当时就诊于内蒙古中医院住院治疗，诊断同上，治疗半月后病情好转出院，出院后常出现胸痛、胸闷，偶尔胸痛出现时伴腹部有烧灼感，反酸。睡眠差，夜间睡眠时间2~3小时，大小便正常，为求蒙医治疗来我门诊。

既往史　高血压病病史10年余，否认结核、肝炎等传染病史。

个人史　已婚，无过敏史，无特殊嗜好，其他：吸烟、喝酒30余年（戒烟、戒酒10年），否认其他特殊嗜好。

家族史　无糖尿病，高血压病，家族遗传病。

望诊　舌形正常，舌色鲜红，舌苔薄且黄。神智清，精神可，面色红润，行动自如。

脉诊　脉粗且快。

查体　T 36.7℃，HR 62次/分，R 20次/分，BP 105/70mmHg。

诊断要点　分析症状同时着重了解患者饮食、睡眠、便、尿的情况，观察患者舌象、络脉、皮肤、五官等情况。

蒙医诊断　心刺痛（赫依血盛型）。

西医诊断　冠心病。

辨证治疗　患者患心刺痛以赫依血盛型，以镇赫依，祛赫依、血相搏，疏通赫依血，改善赫依血循环等治疗。

治则　调理赫依、血相搏，改善赫依血循环，助心力并随症辨证施治为原则。

治疗方案

早：养心丸3g加十一味寒水石1g，温开水送服/×7天；

午：新-Ⅱ号2.5g用二十五味大汤散及七味檀香散3g，煎汤送服/×7天；

晚：珍宝丸3g用三十五味沉香散3g，煎汤送服/×7天；

睡前：心-Ⅰ号3g，温开水送服/×4天。

医嘱　①避免劳累或情绪激动。②戒烟、戒酒，低盐低脂饮食。③舒适安静环境里静养。

第2~5次就诊三诊资料：

望诊　舌形正常，舌色鲜红，舌苔薄且黄。神智清，精神可，五官活动正常，行动自如。

问诊　第2次就诊：心前区未明显刺痛，偶有胸闷。第3次就诊：这2周3~4天之内出现一次胸闷，持续约半个小时后缓解，睡眠4~5小时，安定1/3片服用。第4次就诊：患者上呼吸道感染，但全身症状良好。第五次就诊：心前区刺痛、胸闷、气短缓解，睡眠可，夜间睡眠6~7小时，停止口服安定。

脉诊　脉粗且快。

查体　T 36.5℃、第二次就诊 BP 120/80mmHg、P 72次/min、R 20次/min。

第2~5次就诊诊断分析：从症状判断，诊断及诊疗方案正确合理。

治疗方案调整　按原方案继续治疗。

蒙医诊断　心刺痛（赫依血盛型）。

西医诊断　冠心病。

治则　调理赫依、血相搏，改善赫依血循环，助心力并随症辨证施治为原则。

治疗方案

早：养心丸3g加十一味寒水石胶囊1g，温开水送服/×7天；

午：新-Ⅱ号2.5g用二十五味大汤散及七味檀香散3g煎汤送服/×7天；

晚：珍宝丸3g用三十五味沉香散加四味蒺藜汤3g煎汤送服/×7天；

睡前：心-Ⅰ号3g，温开水送服/×4天。

第2~5每次7天，共计28天。

医嘱　①避免劳累或情绪激动。②戒烟、戒酒，低盐低脂饮食。③舒适安静环境里静养。

第 6 次就诊三诊资料：

望诊　舌形正常，舌色鲜红，舌苔薄且灰白。神智清，精神好，面色正常，活动可，五官活动正常。

问诊　心刺痛、胸闷明显好转。偶出现气短，爬楼梯或快步行走时明显。

脉诊　脉粗且平。

查体　T 36.3℃、BP 110/70mmHg、P 76 次/min、R 20 次/min。

辅助检查　无。

第 6 次就诊诊断分析：从症状好转判断，诊断及诊疗方案正确合理。现病情平稳，口服药可以减量。

治疗方案调整：按原方案继续治疗。

蒙医诊断　心刺痛（赫依血盛型）。

西医诊断　冠心病。

治则　调理赫依、血相搏，改善赫依血循环，助心力并随症辨证施治为原则。

治疗方案

早：养心丸 3g 加十一味寒水石胶囊 1g，温开水送服/×7 天；

午：新-Ⅱ号 2.5g 用二十五味大汤散及七味檀香散 3g 煎汤送服/×7 天；

晚：珍宝丸 3g 用三十五味沉香散加四味蒺藜汤 3g 煎汤送服/×7 天；

睡前：心-Ⅰ号 3g，温开水送服/×4 天。

共计 7 天。

医嘱　①避免劳累或情绪激动。②戒烟、戒酒，低盐低脂饮食。③舒适安静环境里静养。

诊疗方案疗效　好转。心前区不适等心刺痛症状消失，饮食、睡眠质量较前好转。

按语　心刺痛以赫依血混合，镇赫依以三十五味沉香散，调理赫依、血相搏，疏通赫依血，助心力以养心丸，心-Ⅰ号，除赫依血热、助心力以新-2、三十五味沉香散，寒水石，经过 42 天的治疗达到较好的疗效。

案 4

患者：乌某，性别：女，年龄：68 岁，民族：蒙古族，职业：退休干部，婚姻状况：已婚，籍贯：内蒙古锡林郭勒盟，现住址：内蒙古广播院家属楼，就诊日期：2006 年 3 月 17 日。

主诉　头晕 8 个月，偶心前区不适，胸闷，气短，乏力 4 个月余。

现病史　患者于 2005 年 7 月突然头晕，9 月 22 日出现胸闷，气短，乏力就诊内蒙古医科大学，当时测血压 180～195/95～100mmHg 诊断"高血压病，冠状动脉粥样硬化性心脏病，高脂血症"后 40 余天输液治疗病情好转出院。出院后常血压升高，心前区不适，胸闷，气短，乏力，偶出现眼结膜水肿，下午乏力加重，饮食差，消化不好，大便干燥，小便正常，睡眠可，口服罗布麻片、销苯地平、尼福达、卡托普利后无明显好转，今为蒙医治疗来苏荣扎布老师门诊就诊。

既往史　2004 起血压升高。2005 年白内障手术，无肝炎，结核病史。

个人史　已婚，无过敏史，无特殊嗜好。

家族史　无糖尿病、高血压病、家族遗产病史。

望诊　舌形正常，舌色红，舌苔薄且白。神智清，精神可，五官活动正常，行动自如。

脉诊　脉，短且快。

查体　T 36.2℃、BP 160/90mmHg、P 68 次/min、R 20 次/min。

诊断要点　分析症状同时着重了解患者饮食、睡眠、便、尿的情况，观察患者舌象、络脉、皮肤、五官等情况。

蒙医诊断 ①心刺痛；②胃虚症；③高血压病（赫依血盛型）。

西医诊断 ①高血压病；②冠状动脉粥样硬化性心脏病。

辨证治疗 本病分型为赫依血型心刺痛，祛赫依，血相搏，疏通赫依血，增强心功能为主用养心丸、新新-Ⅱ、珍宝丸，从总体治疗赫依镇热，总体上镇热，调理清浊，调理身心投用二十五味大汤散、六味安消散、珍宝丸、十味诃子胃寒散用于治疗病因，发病部位等。

治则 调理赫依，血相搏，疏通赫依血，辨证施治原则治疗。

治疗方案

早：养心丸3g加六味安消散3g，温开水送服/×7天；

午：新-Ⅱ号3g用二十五味大汤散及七味檀香散3g煎汤送服/×7天；

晚：珍宝丸2g用三十五味沉香散3g煎汤送服/×7天；

睡前：心-Ⅰ号3g，十三味红花散3g，温开水送服/×7天。

共计7天。

医嘱 ①避免劳累，控制情绪，忌烟，忌酒。②忌锐，油腻及刺激性饮食，羊肉，新鲜蔬菜，水果等易消化饮食。③在安静环境下静养，不宜喧器环境。

第2、3次就诊三诊资料：

望诊 舌形正常，舌色红润，舌苔厚且灰白。精神好，行动自如，五官活动正常。

问诊 气短好转，头晕症状缓解，睡眠较前好转，手心，脚心有发热感，无其他不适。

脉诊 脉快。

查体 T 37℃、BP 160/110mmHg、P 65次/min、R 20次/min。

辅助检查 无。

第2、3次就诊诊断分析：镇赫依，疏通赫依血使胸闷，气短好转，偶夜间不适症状未缓解因此继续目前治疗方案治疗。

治疗方案调整 按原方案继续治疗。加用改善胃消化药。

蒙医诊断 ①心刺痛；②胃虚症；③高血压病（赫依血盛型）。

西医诊断 ①高血压病；②冠心病。

治则 镇赫依，血相搏，疏通赫依血，对症辨证施治原则治疗。

治疗方案

早：养心丸3g加六味安消散3g，温开水送服/×7天；

午：新-Ⅱ号3g用二十五味大汤散及七味檀香散3g煎汤送服/×7天；

晚：珍宝丸11用三十五味沉香散送服/×7天；

睡前：十味健胃散及十三味红花散3g用三十五味沉香散3g送服/×7天。

第二次就诊治疗7天，第三次7天共计14天。

医嘱 ①避免劳累，控制情绪，忌烟，忌酒。②忌锐，油腻及刺激性饮食，羊肉，新鲜蔬菜，水果等易消化饮食。③在安静环境下静养，不宜喧器环境。

第4、5次就诊三诊资料：

望诊 舌形正常，舌色红，舌苔薄且灰白。神智清，精神好，面色正常，行动自如。

问诊 目前症状较前好转，偶有夜间心前区不适，胸闷，气短，以前夜间会出现上述症状2~3次，本周因劳累发作过一次，现能做轻活。

脉诊 脉脉势粗。

查体 T 37℃、BP 140/90mmHg、P 70次/min、R 20次/min。

第4、5次就诊诊断分析：症状好转，血压下降，目前诊断，治疗方案可行。

治疗方案调整　继续目前治疗。

蒙医诊断　①心刺痛；②胃虚症；③高血压病（赫依血型）。

西医诊断　①高血压病；②冠心病。

治则　镇赫依，血相搏，疏通赫依血并随症辨证施治。

治疗方案

早：养心丸 3g 加六味安消散 3g，温开水送服/×7 天；

午：新-Ⅱ号 3g 用二十五味大汤散及七味檀香散 3g 煎汤送服/×7 天；

晚：珍宝丸 2g 用三十五味沉香散送服/×7 天；

睡前：十味健胃散加十三味红花散 3g 用三十五味沉香散 3g 送服/×7 天。

第四次就诊治疗 7 天，第五次 7 天共计 14 天。

医嘱　①避免劳累，控制情绪，忌烟，忌酒。②忌锐，油腻及刺激性饮食，羊肉，新鲜蔬菜，水果等易消化饮食。③在安静环境下静养，不宜喧嚣环境。

第 6、7 次就诊三诊资料：

望诊　舌形正常，舌色红，舌苔薄且灰白。神智清，精神佳，行动自如。

问诊　症状好转，上周出现一次胸部不适，很快缓解，睡眠可，饮食可。

脉诊　脉脉势粗壮且强。

查体　T 37℃、BP 150/80mmHg 、P 70 次/min、R 19 次/min。

第 6、7 次就诊诊断分析：诊疗准确，病情基本好转。

治疗方案调整　因病情好转，按原方案继续巩固治疗，药量减量。

蒙医诊断　①心刺痛；②胃虚症；③高血压病（赫依血型）。

西医诊断　①高血压病；②冠心病。

治则　镇赫依，血相搏，疏通赫依血并随症辨证施治。

治疗方案

早：养心丸 3g 加六味安消散 3g，温开水送服/×7 天；

午：新-Ⅱ号 3g 用二十五味大汤散及七味檀香散 3g 煎汤送服/×7 天；

晚：珍宝丸 2g 用三十五味沉香散送服/×7 天；

睡前：十味健胃散加十三味红花散 3g 用三十五味沉香散 3g 送服/×7 天。

共 6 次就诊治疗，一次 7 天，其他均 7 天，共计 14 天。

医嘱　①避免劳累，控制情绪，忌烟，忌酒。②忌锐，油腻及刺激性饮食，羊肉，新鲜蔬菜，水果等易消化饮食。③在安静环境下静养，不宜喧嚣环境。④酌情减量口服药剂量。

诊疗方案疗效　病情好转，症状消失，血压控制在正常范围。

按语　心刺痛病是赫依血循环受阻，血浊后，影响气得正常运行是本病的病因。从病因分析，以镇赫依，血相搏，疏通赫依血，用养心丸，镇赫依热，改善心力用新-Ⅱ，三十五味沉香散珍宝丸等，镇赫依，改善心功能用珍宝丸，心-Ⅰ号，整体理念上祛赫依，助消化用十味诃子胃寒散，六味安消散等后治疗效果佳，一个疗程之内症状好转。

三、心脏白脉性刺痛病的治疗

患者：乌某，性别：女，年龄：55 岁，民族：蒙古族，职业：干部，婚姻状况：已婚，籍贯：阿拉善盟额济纳旗，现住址：阿拉善盟额济纳旗劳动局，就诊日期：2005 年 4 月 25 日。

主诉　心慌，胸闷，呼吸困难 8 年，加重伴心前区疼痛半月。

现病史　患者 1999 年 2 月无诱因有心慌胸闷，呼吸困难，夜间心慌，头疼，失眠等症状，在内蒙古医院检查诊断为冠心病，口服冠心丸、心血康症状明显缓解。此后劳累后会出现以上症状口服蒙药症状缓解。近日以上症状加重伴后背放射性疼痛，心慌不适左侧卧位困难，头晕，耳鸣，多梦，肚子胀气，胃疼，口苦，月经不调，腰疼等症状。特此为蒙医治疗来我院门诊就诊。体格发育正常，神智清，食欲好，大小便正常。

既往史 患慢性胆囊炎十年，既往否认患有乙肝、肺结核等传染病。

个人史 已婚，无过敏史，无特殊嗜好。

家族史 无糖尿病，高血压病，家族遗产病史。

望诊 舌色灰白，舌苔厚黄。神智清，精神佳，五官正常，行动自如。

脉诊 弱，无力。

查体 T 37.2℃、BP 130/80mmHg、P 65 次/min、R 18 次/min。

辅助检查 1999 年 2 月 10 日内蒙古医院，ECG：左心房，左心室收缩前负荷增型，心肌供血不足。2004 年 2 月 2 日检查血脂：胆固醇 7.01mmol/L，B 超：胆囊炎，脾大胃镜：慢性浅表性胃窦炎。

诊断要点 分析症状同时着重了解患者饮食、睡眠、便、尿的情况，观察患者舌象、络脉、皮肤、五官等情况。

蒙医诊断 ①心刺痛（白脉型）；②胃寒希日。

西医诊断 冠心病、心肌供血不足、浅表性胃炎。

辨证治疗 患者患心刺痛，为治疗心白脉性刺痛，以镇赫依，通白脉、血相搏，疏通赫依血，助心力为原则投以珍宝丸、养心丸、镇心脏赫依热用新-Ⅱ号和七味檀香散、二十五味大汤散珍宝丸三十五味沉香散等药物治疗。

治则 镇赫依，通白脉，疏通赫依血，助心力并随症辨证施治为原则。

治疗方案

早：养心丸与十一味寒水石散 3g 温开水送服/×7 天；

午：新-Ⅱ号 3g 用二十五味大汤散及七味檀香散 3g 煎汤送服/×7 天；

晚：珍宝丸 2g 用三十五味沉香散 3g 煎汤送服/×7 天；

睡前：七味檀香散 3g 煎汤服/×7 天。

医嘱 ①宜在静寂，凉爽处修养；②忌食用油腻食物，宜食易于消化的食物。

第 2～5 次就诊三诊资料：

就诊日期 2005 年 5 月 3 日。

望诊 舌形正常，舌色灰白，舌苔厚黄。神智清，精神可，五官活动正常，行动自如。

问诊 心慌，恶心，头晕，不能左侧卧位，头疼，睡眠欠佳，耳鸣等症状都有所好转，食欲欠佳，恶心，嘴苦，肚子胀气，便秘。

脉诊 弱且慢。

查体 T 36.7℃、第二次就诊 BP 115/65mmHg、第三次就诊：BP 90/60mmHg、P 68 次/min、R 18 次/min。

辅助检查 无。

第 2～5 次就诊诊断分析：从症状判断，诊断及诊疗方案正确合理。

治疗方案调整 按原方案继续治疗。有食欲欠佳，恶心，呕吐等症状所以用六味寒水石散，六味安消散等药。

蒙医诊断 ①心刺痛（通白脉型）；②胃寒希日。

西医诊断 冠心病、心肌供血不足、浅表性胃炎。

辨证治疗 患者患心刺痛，为治疗心赫依血性刺痛，以镇赫依，通白脉、血相搏，疏通赫依血，助心力为原则投以珍宝丸、养心丸、镇心脏赫依热用新-Ⅱ号和七味檀香散、二十五味大汤散珍宝丸三十五味沉香散等药物治疗。

治疗方案

早：养心丸3g加六味寒水石散1g，温开水送服/×7天；

午：新-Ⅱ号2.5g加六味安硝散1.5g，用二十五味大汤散及七味檀香散3g煎汤送服/×7天；

晚：新-Ⅱ号3g用温开水送服/×7天；

睡前：二十五味大汤散1.5g加十味土木香汤3g煎服/×7天。

第2～5次就诊治疗各7天共计28天。

医嘱　①宜在静寂，凉爽处修养；②忌食用油腻食物，宜食易于消化的食物。

第6～9次就诊三诊资料：

望诊　舌形正常，舌色鲜红，舌苔薄且黄。神智清，精神好，面色正常，活动可，五官活动正常。

问诊　全身症状好转，劳累后以上症状出现休息后消失。

脉诊　稍弱。

查体　T 37℃、BP 95/60mmHg、P 80次/min、R 20次/min。

辅助检查　无。

第6～9次就诊诊断分析：心刺痛明显好转。为巩固疗效，按原方案继续治疗20天。

治疗方案调整　按原方案治疗。

蒙医诊断　①心刺痛（白脉型）；②胃寒希日。

西医诊断　冠心病、心肌供血不足、浅表性胃炎。

辨证治疗　患者患心刺痛，为治疗心赫依血性刺痛，以镇赫依，通白脉、血相搏，疏通赫依血，助心力为原则投以珍宝丸、养神丸，镇心脏赫依热用新-Ⅱ号和七味檀香散、二十五味大汤散珍宝丸三十五味沉香散等药物治疗。

治疗方案

早：养心丸2g加十一味寒水石散2g，温开水送服/×15天；

午：新-Ⅱ号2.5g加六味安消散1.5g用二十五味大汤散及七味檀香散3g煎汤送服/×15天；

晚：五味金诃子散3g温开水送服/×15天；

睡前：珍宝丸2g，用三十五味沉香三及七味檀香散3g煎汤送服/×8天。

第6～9次就诊治疗各15天共计60天。

医嘱　①宜在静寂，凉爽处修养；②忌食用油腻食物，宜食易于消化的食物。

第10、11次就诊三诊资料：

就诊日期　2005年7月5日。

望诊　舌形正常，舌色鲜红，舌苔薄且黄。神智清，精神好，面色正常，活动可，五官活动正常。

问诊　全身症状好转，并无其他不适。

脉诊　稍弱。

查体　T 36.8℃、BP 120/70mmHg、P 70次/min、R 19次/min。

第10、11次就诊诊断分析：心刺痛明显好转。为巩固疗效，按原方案继续治疗20天。

治疗方案调整　按原方案治疗。

蒙医诊断　①心刺痛（白脉型）；②胃寒希日。

西医诊断　冠心病、心肌供血不足、浅表性1胃炎。

辨证治疗　患者患心刺痛，为治疗心赫依血性刺痛，以镇赫依，通白脉、血相搏，疏通赫依血，助心力为原则投以珍宝丸、养神丸，镇心脏赫依热用新-Ⅱ号和七味檀香散、二十五味大汤散珍宝丸三十五味沉香散等药物治疗。

治疗方案

早：养心丸2g加十一味寒水石散2g，温开水送服/×15天；

午：新-Ⅱ号3g用温开水送服/×15天；

晚：新-Ⅱ号3g，用沉香三十五味与四味草豆蔻汤送服3g/×15天。

第10次就诊治疗15天，第11次就诊治疗7天共计22天。

医嘱 ①宜在静寂，凉爽处修养，②忌食用油腻食物，宜食易于消化的食物。

按语 心刺痛的病因主要白脉受累、赫依血相搏引起，从病因分析，应祛基础疾病。首先通白脉，镇赫依用珍宝丸，沉香三十五味、苏格木勒四味散，疏通赫依血、助心力，并随症辨证施治原则投以新-Ⅱ号，从整体观讲应助热能投以十一味寒水石散治疗全程以疏通赫依血为主投养心丸，新-Ⅱ号，合计共4个月疗程。

四、心脏黏刺痛的治疗

案1

患者：斯某，性别：男，年龄：48岁，民族：蒙古族，职业：画家，婚姻状况：已婚，就诊日期：2004年11月24日，主诉：心前区疼痛、胸闷、乏力2个月余。

现病史 患者自诉于2个月前因劳累、饮酒后突然出现心慌、气短、胸痛、胸闷，乏力，当时就诊于内蒙古医院急诊科，诊断"心肌梗死"，住院治疗半个月余（具体药物不详）病情明显好转出院。出院后乏力，气短，心前区及肩背部疼痛，活动或激动后出冷汗，胸闷，心前区疼痛阵发性发作，疼痛持续十几分钟到半个小时后缓解。大小便正常，睡眠差，饮食尚可。

既往史 脂肪肝病史，否认高血压病史。

个人史 已婚，喝酒，抽烟20年。

家族史 无糖尿病，高血压病，家族遗产病史。

望诊 舌形正常，舌色红润，舌苔薄且白。神智清，精神可，五官活动正常，行动自如。

脉诊 脉粗且慢。

查体 T 36.5℃、BP 90/60mmHg 、P 62次/min、20次/min。

辅助检查 2004年10月内蒙古医院查血糖，血脂，无特殊异常。

诊断要点 分析症状同时着重了解患者饮食、睡眠、便、尿的情况，观察患者舌象、络脉、皮肤、五官等情况。

蒙医诊断 心脏黏刺痛。

西医诊断 心肌梗死。

辨证治疗 三诊收集到的病史资料分析后，将病因归纳为六个基本病因的一类，根据病因，发病部位辨证分析诊断。本病为黏刺痛，镇赫依，血相搏，助心力为主治疗，用养心丸、新新-Ⅱ、珍宝丸、三十五味沉香散等。

治则 镇赫依，疏通赫依血，助心力并随症辨证施治原则治疗。

治疗方案

早：养心丸3g加十一味寒水石散1g，温开水送服/×7天；

午：新-Ⅱ号3g用二十五味大汤散及七味檀香散3g煎汤送服/×7天；

晚：珍宝丸2.5g用三十五味沉香散煎汤送服/×7天；

睡前：心-Ⅰ号，用七味檀香散3g煎汤送服/×4天。

共计7天。

医嘱　①避免劳累，控制情绪，记喧嚣环境。②忌烟，忌酒，忌锐，油腻及刺激性饮食。③安静环境下静养。④羊肉，新鲜蔬菜水果等营养饮食。

第2～4次就诊三诊资料：

望诊　舌形正常，舌色红润，舌苔薄且灰白。精神好，行动自如，五官活动正常。

问诊　第二次：服用药过程中心前区疼痛，胸闷发作一次，睡眠较前好转，头闷好转。第三次：心前区不适，后背中部刺痛，睡眠差，较前好转，饮食可，晨起嘴苦，第四次：上周心刺痛发作一次，伴左侧背部疼痛5分钟。

脉诊　脉粗且慢。

查体　T 36.8℃、BP 110/60mmHg、P 65次/min、R 20次/min。

第2～4次就诊诊断分析：本病起病慢，治疗过程慢，49天为一个疗程，以治疗病因为目的调节热寒，分辨清浊，加用十一味寒水石。

治疗方案调整　按原方案继续治疗。

蒙医诊断　心脏黏刺痛。

西医诊断　心肌梗死。

治则　镇赫依，疏通赫依血，助心力并随症辨证施治原则治疗。

治疗方案

早：养心丸3g加十一味寒水石散1g，温开水送服/×7天；

午：新-Ⅱ号3g用二十五味大汤散及七味檀香散3g煎汤送服/×7天；

晚：珍宝丸2g用三十五味沉香散煎汤送服/×7天；

睡前：心-Ⅰ号3g温开水送服/×7天。

第二次就诊治疗21天，第三次15天共计51天。

医嘱　①避免劳累，控制情绪，记喧嚣环境。②忌烟，忌酒，忌锐，油腻及刺激性饮食。③安静环境下静养。④羊肉，新鲜蔬菜水果等营养饮食。

第5～8次就诊三诊资料：

望诊　舌形正常，舌色红，舌苔薄且灰白。神智清，精神好，面色正常，行动自如。

问诊　第五次问诊：心前区疼痛次数，持续时间，疼痛程度较前好转，后背疼痛好转，睡眠可，第六次问诊：偶尔出现心前区不适，疼痛，胸闷。头痛，第七次问诊：好转，第八次问诊：偶尔劳累后出现胸闷。

脉诊　脉粗而快。

查体　T 36.2℃、BP 105/70mmHg、P 62次/min、R 19次/min。

辅助检查　无。

第5～8次就诊诊断分析：经上述治疗后症状好转，继续目前治疗，睡眠较差，加用四味蒺藜汤。

治疗方案调整　按原方案继续治疗。

蒙医诊断　心脏黏刺痛。

西医诊断　心肌梗死。

治则　镇赫依，疏通赫依血，助心力并随症辨证施治原则治疗。

治疗方案

早：养心丸3g加十一味寒水石散1g，温开水送服/×7天；

午：新-Ⅱ号3g用二十五味大汤散及七味檀香散3g煎汤送服/×7天；

晚：珍宝丸 3g 用三十五味沉香散及四味藜藜汤 3g 煎汤送服/×7 天；

睡前：心-Ⅰ号 3g，七味檀香散 3g 煎汤送服/×7 天。

第 5~8 次各就诊治疗 15 天，共计 60 天。

医嘱 ①避免劳累，控制情绪，记喧嚣环境。②忌烟，忌酒，忌锐，油腻及刺激性饮食。③安静环境下静养。④羊肉，新鲜蔬菜水果等营养饮食。

第 9 次就诊三诊资料：

望诊 舌形正常，舌色红，舌苔薄且灰白。神智清，精神佳，行动自如。

问诊 心前区疼痛，胸闷好转，睡眠好转，头痛缓解，偶尔劳累时胸部左侧不适，无其他不适。

脉诊 脉粗壮且慢。

查体 T 36℃、BP 110/70mmHg、P 68 次/min、R 20 次/min。

第 9 次就诊诊断分析：病情平稳，心前区疼痛，胸闷，后背疼痛等症状好转，能够参加正常体力劳动，适当减药物剂量。

治疗方案调整 按原方案继续治疗。

蒙医诊断 心脏黏刺痛。

西医诊断 心肌梗死。

治则 镇赫依，疏通赫依血，助心力并随症辨证施治原则治疗。

治疗方案

早：养心丸 2g 加十一味寒水石散 2g，温开水送服/×30 天；

午：新-Ⅱ号 3g 用二十五味大汤散及七味檀香散 3g 煎汤送服/×30 天；

晚：珍宝丸 2g 用三十五味沉香散汤送服/×30 天；

睡前：心-Ⅰ号 3g，八味檀香散 3g 煎汤送服/×30 天。

共计 30 天。

医嘱 ①避免劳累，控制情绪，记喧嚣环境。②忌烟，忌酒，忌锐，油腻及刺激性饮食。③安静环境下静养。④羊肉，新鲜蔬菜水果等营养饮食。

诊疗方案疗效 好转。症状消失，体力好，能参加日常活动，停止西药。

按语 整体理论为基础，心脏是全身血液循环的中心，正常赫依的存在部位，病变赫依的流动环境，宜赫依盛，影响赫依血循环，为疏通赫依血循环，助心力用养心丸，新-Ⅱ号，调理热寒用十一味寒水石，整体理论分辨清浊，调理身心，用二十五味大汤散，镇赫依用四味藜藜汤、三十五味沉香散等药服用 150 天后症状好转，得到较好的疗效。

案 2

患者：尤某，性别：男，年龄：59 岁，民族：蒙古族，职业：牧民，婚姻状况：已婚，现住址：乌兰察布市四子王旗查干敖包镇查干敖包嘎查，就诊日期：2005 年 5 月 11 日。

主诉 偶尔心慌伴头痛近 10 年，心前区疼痛 10 年，加重伴双下肢肿胀半个月。

现病史 该患者于 1995 年开始，无明显诱因出现间断性头痛、头晕伴心慌症状，可自行缓解。血压波动在 180~160/90~110mmHg，一直口服复方降压片和心痛地，血压控制欠佳。2005 年 1 月突然出现心前区针刺样剧痛、胸闷、出汗伴呕吐，呕吐物为胃内容物，立即到当地医院就诊，被诊断为"心肌梗死"进行抢救，病情好转出院。自出院后胸部压榨感，偶发疼痛，伴胸闷、心慌、失眠、乏力及头晕，劳累后加重。在当地医院治疗未见好转，具体治疗措施不详。近半月上述症状加重伴咳嗽咳痰，为白痰，及双下肢肿胀，为口服蒙药来我科门诊。病程中食欲差，精神状态欠佳，大便如常，尿黄，量少。

既往史　高血压病 20 年，乙肝病史 10 年，无外伤史、手术史、过敏史，预防接种史不详。

个人史　出生于乌兰察布市四子王旗，近期未到过疫区，20 年吸烟史，戒烟半年。余无特殊病史。

家族史　父亲因高血压脑出血去世，否认其他家族遗传性病史。

查体　T 36.3，BP 160/105mmHg，HR 88 次/分，R 208 次/分。

辅助检查　2005 年 5 月 3 日 ECG：窦性心律，心率 88 次/分，下壁心肌梗死，陈旧性心肌缺血，V_{4-6} T 波低平，Ⅱ Ⅲ avF T 倒置；2005 年 7 月 4 日：ECG：窦性心律，心率 75 次/分，陈旧下壁心梗，肌缺血。

诊断要点　分析症状同时着重了解患者饮食、睡眠、便、尿的情况，观察患者舌象、络脉、皮肤、五官等情况。

蒙医诊断　①心脏黏刺痛；②心源性浮肿；③高血压病。

西医诊断　①冠状动脉粥样硬化性心脏病；②高血压病 3 级。

辨证治疗　本病主要是赫依、血相搏而导致的，故以抑赫依、疏通赫依血，调和赫依、其素，改善心功能为主进行治疗。药物以养心丸，新-Ⅱ号，珍宝丸为主。但近期出现咳嗽、双下肢肿胀，消化功能下降等症状，故为消肿、改善心功能，投以十一味广枣丸，为改善胃火温，促进消化功能，增强糟粕与精华之分离，投以十一味寒水石散，为调理三素，投以二十五味大汤散进行对症治疗。

治则治法　镇赫依，疏通赫依血，助心力并随症辨证施治为原则。

治疗方案

早：养心丸 3g 加十一味寒水石散 1g，温开水送服/×30 天；

午：新-Ⅱ号 3g 用二十五味大汤散及七味檀香散 3g 煎汤送服/×30 天；

晚：珍宝丸 2.5g 用三十五味沉香散 3g 煎汤送服/×30 天；

睡前：心-Ⅰ号及十三味红花丸 3g，温开水送服/×30 天。

医嘱　①忌劳累，忌长期待在喧哗、吵闹的环境。②禁烟酒。③食低盐低脂、易于消化、营养丰富的食物，忌油腻、不易消化的食物。

第 2 次就诊三诊资料：

望诊　舌形正常，舌色淡红，舌苔薄且白。神智清，精神可，五官活动正常，行动自如。

问诊　患者自述吃完上次药物病情好转。偶尔仍有心前区不适、气短、腹胀，睡眠较差，食欲可，下肢肿胀好转。

脉诊　脉势粗壮且快。

查体　T 36.5℃，BP 150/110mmHg，HR 84 次/分，R 20 次/分。

第 2 次就诊诊断分析：从症状判断，诊断及诊疗方案正确合理。此病是慢性病，应长期吃药，吃 2～3 个疗程的药。继续口服上次的药物。

治疗方案调整　按原方案继续治疗。

蒙医诊断　①心脏黏刺痛；②心源性浮肿；③ 高血压病。

西医诊断　①冠状动脉粥样硬化性心脏病；②高血压病 3 级。

治则　镇赫依，疏通赫依血，助心力并随症辨证施治为原则。

治疗方案

早：养心丸 3g 加十一味寒水石散 1g，温开水送服/×30 天；

午：新-Ⅱ号 3g 用二十五味大汤散及七味檀香散 3g，煎汤送服/×30 天；

晚：珍宝丸 2.5g　用三十五味沉香散 3g，煎汤送服/×30 天；

睡前：心-Ⅰ号及十三味红花丸 3g，温开水送服/×30 天。

医嘱 ①忌劳累，忌长期待在喧哗、吵闹的环境；②禁烟酒；③食低盐低脂、易于消化、营养丰富的食物，忌油腻、不易消化的食物。

第3次就诊三诊资料：

望诊 舌形正常，舌色淡红，舌苔薄且白。神智清，精神好，面色正常，五官和四肢活动正常。

问诊 心前区疼痛症状消失，偶尔气短。饱餐后加重。睡眠较差，食欲可，腹胀消失，下肢肿胀好转。

脉诊 脉势粗壮且有力。

查体 T 36.8 ℃，BP 190/110 mmHg，HR 75 次/分，R 20 次/分。

第4次就诊诊断分析：症状明显好转，但水肿没完全消失，血压控制欠佳，为改善心肺功能、消肿。

治疗方案调整 继续上次的治疗方案，在原方基础上再投以十六味冬青叶散、十一味广枣丸。

蒙医诊断 ①心脏黏刺痛；②心源性浮肿；③高血压病。

西医诊断 ①冠状动脉粥样硬化性心脏病；②高血压病3级。

治则 镇赫依，疏通赫依血，助心力并随症辨证施治为原则。

治疗方案

早：养心丸2g加十六味冬青叶散1g，温开水送服/×30天；

午：新-Ⅱ号3g，用二十五味大汤散及七味檀香散3g，煎汤送服/×30天；

晚：珍宝丸2.5g，用三十五味沉香散3g加五味痢疾汤，3g煎汤送服/×30天；

睡前：心-Ⅰ号3g用十一味广枣丸温煎汤送服/×30天。

医嘱 ①忌劳累，忌长期待在喧哗、吵闹的环境；②禁烟酒；③食低盐低脂、易于消化、营养丰富的食物，忌油腻、不易消化的食物。

第4、5次就诊三诊资料：

望诊 舌形正常，舌色红，舌苔薄且白。神智清，精神好，面色正常，五官和四肢活动正常。

问诊 偶尔气短、乏力症状明显好转，心前区疼痛和心慌症状消失，睡眠尚可，双下肢肿胀和面部肿胀减轻。

脉诊 脉势粗壮且有力。

查体 T 36.9 ℃，第四次就诊BP 170/100mmHg、第五次就诊：BP 140/85mmHg，HR 75 次/分，R 20 次/分。

第4、5次就诊诊断分析：病情改善，肿胀明显消退，继续原治疗方案。此期禁投以烈性的药物。如禁用泻药来消肿，应以温和的药物缓慢消肿。

治疗方案调整 继续上次的治疗方案。

蒙医诊断 ①心脏黏刺痛；②心源性浮肿；③高血压病。

西医诊断 ①冠状动脉粥样硬化性心脏病；②高血压病3级。

治则 镇赫依，疏通赫依血，助心力并随症辨证施治为原则。

治疗方案

早：养心丸2g，加十六味冬青叶散1.5g，温开水送服/×30天；

午：新-Ⅱ号3g，用二十五味大汤散及七味檀香散3g煎汤送服/×30天；

晚：珍宝丸3g，用三十五味沉香散3g温煎汤送服/×30天；

睡前：心-Ⅰ号3g，用十一味广枣丸及五味痢疾汤3g温煎汤送服/×30天。

第四次就诊治疗30天，第五次就诊治疗30天共计60天。

医嘱 ①忌劳累，忌长期待在喧哗、吵闹的环境；②禁烟酒；③食低盐低脂、易于消化、营养丰富的食物，忌油腻、不易消化的食物。

第6次就诊三诊资料：

望诊 舌形正常，舌色鲜红，舌苔薄且白。神智清，精神好，说话有力，五官活动正常，行动自如。

问诊 总体上好转，四肢和颜面部肿胀消失，能做家务，过度劳累后感不适，睡眠可，易早醒。

脉诊 脉势粗壮且有力。

查体 T 36.7℃，BP 140/90 mmHg，HR 74 次/分，R 20 次/分。

第6次就诊诊断分析：病情明显好转，进入巩固治疗阶段。血压稳定，心电图无心肌缺血改变，为巩固治疗继续口服 1 个疗程的药物，减少消肿药物的剂量。

治疗方案调整 按原方案继续巩固治疗并逐渐减量停药。

蒙医诊断 ①心脏黏刺痛；②心源性浮肿；③高血压病。

西医诊断 ①冠状动脉粥样硬化性心脏病；②高血压病 3 级。

治则 镇赫依，疏通赫依血，助心力并随症辨证施治为原则。

治疗方案

早：养心丸 2g 加十六味冬青叶散 1.5g，温开水送服/×30 天；

午：新-Ⅱ号 3g 用二十五味大汤散及七味檀香散 3g 煎汤送服/×30 天；

晚：珍宝丸 3g 用三十五味沉香散 3g，温煎汤送服/×30 天；

睡前：心-Ⅰ号 3g 用十一味广枣丸及五味痫疾汤 3g，温煎汤送服/×30 天。

医嘱 ①忌劳累，忌长期待在喧哗、吵闹的环境；②禁烟酒；③食低盐低脂、易于消化、营养丰富的食物，忌油腻、不易消化的食物；④逐渐减药物剂量。

诊疗方案疗效 痊愈，症状消失，血压稳定，心率正常，心电图改善，患者能做家务。

按语 此病是赫依、血相搏导致心功能减退引起心肌梗死，为镇赫依投以三十五味沉香散、心-Ⅰ号，为调节赫依、血功能，疏通赫依血，投以养心丸，为消除心赫依热，改善心功能，投以新-Ⅱ号，为调整及改善心和白脉功能，投以珍宝丸，并以三十五味沉香散为引子。结合症状投以利于消肿的十一味广枣丸，五味痫疾汤，通过分析病因、病机，正确的结合了病因及发病机理，对症投药，分清主次疾病，区分治疗 5 个月，达到现在的疗效。

第三节 心脏热病治疗

一、心热症治疗

患者姓名：扎某，性别：男，年龄：68 岁，民族：蒙古族，职业：牧民，婚姻状况：已婚，出生年月日：1962 年 7 月 28 日，籍贯：锡林郭勒市正镶白旗，现住址：锡林郭勒市正镶白旗，就诊日期：2005 年 10 月 28 日。

主诉 鼻出血、心慌 3 年，加重 1 个月。

现病史 该患者于 2002 年开始出现心慌，胸部疼痛，鼻出血症状，可自行缓解。于 2002 年 6 月到内蒙古医院做新彩超示："左房室性占位、左房黏液病不除外"，前后于内蒙古医院和内蒙古医科大学附属医院被诊断为"心内膜炎"和"风心病、二尖瓣关闭不全"，口服西药（药名、药量不详），同时从苏荣扎布老师口服一年的蒙药病情好转。这期间血压不稳，波动在 150~155/90~

95mmHg。于 2005 年 9 月 26 日，无明显诱因，突然昏迷，发热，体温 38℃左右，伴有心慌、心前区疼痛、乏力、浑身软，偶尔鼻子出血，左侧肢体感觉减退，不能行走，言语笨拙，肌肉酸痛。9 月 28 日在当地医院被诊断为"脑梗死"住院治疗 20 天后意识清醒，其余症状未见变化。今为口服蒙药来我院。现腹胀，食欲差，大便干燥，小便正常，容易饥饿。

既往史 发现血压高 3 年，无乙肝、结核等传染病史，无外伤史、手术史、过敏史，预防接种史不详。

个人史 出生于锡林郭勒市正镶白旗，近期未到过疫区，20 年吸烟史，禁烟 3。余无特殊病史。

家族史 否认家族遗传性病史。

查体 T 37.6℃，BP 130/90mmHg，HR 105 次/分，R 20 次/分。

辅助检查 2002 年 8 月 6 日 ECG 内蒙古医院：①左房室性占位；②左房黏液瘤不除外；2002 年 10 月 10 日心彩超：内蒙古医学院第一附属医院：二尖瓣关闭不全、钙化伴轻度反流、左房大；2003 年 3 月 17 日心彩超：内蒙古医学院第一附属医院：二尖瓣脱垂伴中度反流左室肿大。

诊断要点 分析症状同时着重了解患者饮食、睡眠、便、尿的情况，观察患者舌象、脉象、皮肤、五官等情况。

蒙医诊断 ①心热症；②风湿性心脏病；③嘎日格病（赫依盛型）。

西医诊断 ①风心病，二尖瓣关闭不全；②心内膜炎；③脑梗。

辨证治疗 本病主要是血、希拉热降于心脏导致赫依血循环受阻，影响心和白脉功能，出现心慌，偏瘫症状，同时降于黄水，变为浑浊热，出现鼻出血，发热等症状。故以注意赫依的前提下，疏通赫依血和改善心脏、白脉功能为主进行治疗。

治则 注意赫依的前提下，清除心热，疏通赫依血，改善心脏和白脉功能并随症辨证施治为原则。

治疗方案

早：养心丸 3g 加十一味寒水石散 1g，温开水送服/×15 天；

午：新-Ⅱ号 2.5g 加三味大黄散，用三十五味檀香散 3g 煎汤送服/×15 天；

晚：萨乌日勒 3g 加珍宝丸 1g，用三十五味檀香散 3g 煎汤送服/×15 天；

睡前：二十五味大汤散 3g 加十味云香散 3g，温开水送服/×15 天。

医嘱 ①忌劳累和激烈运动，忌大喜大悲大气；②忌烟酒，禁热辣等刺激性强的食物；③食低盐低脂、易于消化、营养丰富的偏凉性食物物，忌油腻、不易消化的食物，忌长期待在喧哗、吵闹的环境。

第 2、3 次就诊三诊资料：

望诊 舌形正常，舌色暗红，舌苔薄且白，精神尚可，左侧肢体活动受限，五官活动正常。

问诊 明显好转，意识清楚，体温变正常，左上肢不能上举，大便正常，睡眠正常，但左侧肢体酸痛。心慌症状缓解。

脉诊 粗壮且齐。

查体 T 37.1℃、BP 135/90mmHg、P 74 次/min、R 20 次/min。

第 2、3 次就诊诊断分析：治疗方案合理。

治疗方案调整 按原方案继续治疗。

蒙医诊断 ①心热症；②风湿性心脏病；③嘎日格病：赫依盛型。

西医诊断 ①风心病、二尖瓣关闭不全；②心内膜炎；③脑梗死。

治则 注意赫依的前提下，清除心热，疏通赫依血，改善心脏和白脉功能并随症辨证施治为原则。

治疗方案

早：养心丸 3g 加十一味寒水石散 1g，温开水送服／×15 天；

午：新-Ⅱ号 2.5g 加三味大黄散 1.5g，用三十五味檀香散 3g 煎汤送服／×15 天；

晚：萨乌日勒 3g 加珍宝丸 1g，用三十五味檀香散 3g 煎汤送服／×15 天；

睡前：二十五味大汤散 3g 加十味土木香散 3g，温开水送服／×15 天。

第二次就诊治疗 30 天，第三次 30 天共计 60 天。

医嘱 ①忌劳累和激烈运动，忌大喜大悲大气；②忌烟酒，禁热辣等刺激性强的食物；③食低盐低脂、易于消化、营养丰富的偏凉性食物物，忌油腻、不易消化的食物，忌长期待在喧哗、吵闹的环境。

第 4 次就诊三诊资料：

望诊 舌形正常，舌色红，舌苔薄且白。精神尚可，左侧肢体活动受限，五官活动正常。

问诊 左侧肢体麻木，偶尔心前区疼痛，尿频尿痛，睡眠欠佳，生气后心慌。

脉诊 脉势细且齐。

查体 T 37℃、BP 130/95mmHg、P 86 次／min、R 20 次／min。

辅助检查 2006 年 1 月 19 日脑 CT：双侧顶脑软化灶。心彩超：①左房、左室增大；②二尖瓣病损；③二尖瓣前叶穿孔；④二尖瓣中度关闭不全。

第 4 次就诊诊断分析：症状明显改善，保持原治疗方案饿的同时随症辨证施治。

治疗方案调整 按原方案继续治疗同时，针对尿频尿痛，投以八味黄杨散、四味姜黄汤、三红汤。

蒙医诊断 ①心热症；②风湿性心脏病；③嘎日格病（赫依盛型）。

西医诊断 ①风心病、二尖瓣关闭不全；②心内膜炎；③脑梗。

治则 注意赫依的前提下，清除心热，疏通赫依血，改善心脏和白脉功能并随症辨证施治为原则。

治疗方案

早：养心丸 3g 加十一味寒水石散 1g，温开水送服／×30 天；

午：新-Ⅱ号 2.5g，用三十五味檀香散 3g 煎汤送服／×30 天；

晚：珍宝丸 3g，用三十五味檀香散 3g 煎汤送服／×30 天；

睡前：八味黄杨散，用四味姜黄汤 3g 加三红汤 3g，煎汤送服／×30 天；

其他：心-Ⅰ号 3g，温开水送服／×30 天。

医嘱 ①忌劳累和激烈运动，忌大喜大悲大气；②忌烟酒，禁热辣等刺激性强的食物；③食低盐低脂、易于消化、营养丰富的偏凉性食物物，忌油腻、不易消化的食物，在安静的环境休息。

第 5 次就诊三诊资料：

望诊 舌形正常，舌色红，舌苔薄。神智清，精神佳，行动自如。

问诊 明显好转，心慌、手麻症状改善，尿痛症状消失，但仍尿频。左上肢麻木，运动迟缓，但能上举梳头发。

脉诊 脉势细。

查体 T 37℃、BP 135/90mmHg、P 74 次／min、R 20 次／min。

第 5 次就诊诊断分析：病情明显好转，进入巩固治疗阶段。

治疗方案调整 按原方案继续巩固治疗并逐渐减量停药。

蒙医诊断 ①心热症；②风湿性心脏病；③嘎日格病（赫依盛型）。

西医诊断 ①风心病、二尖瓣关闭不全；②心内膜炎；③脑梗死。

治则 注意赫依的前提下，清除心热，疏通赫依血，改善心脏和白脉功能并随症辨证施治为原则。

治疗方案

早：养心丸 3g 加十一味寒水石散 1g，温开水送服/×30 天；

午：新-Ⅱ号 2.5g，用三十五味檀香散 3g 加七味颧香散 3g，煎汤送服/×30 天；

晚：萨乌日勒 2.5 g 加珍宝丸 1g，用三十五味檀香散 3g，煎汤送服/×30 天；

睡前：八味黄杨散，用四味姜黄汤 3g 加三红汤 3g，煎汤送服/×30 天；

其他：心-Ⅰ号 3g，温开水送服/×30 天。

医嘱 ①忌劳累和激烈运动，忌大喜大悲大气；②忌烟酒，禁热辣等刺激性强的食物；③食低盐低脂、易于消化、营养丰富的偏凉性食物物，忌油腻、不易消化的食物，在安静的环境休息。

诊疗方案疗效 好转。体力改善，血压、脉搏变为正常，病情稳定。

按语 本病主要是血、希拉热降于心脏导致赫依血循环受阻，影响心和白脉功能，故以镇赫依，疏通赫依血，修复白脉功能，投以珍宝丸和三十五味沉香散，为祛除赫依血热，投以新-Ⅱ号、二十五味大汤散、七味颧香散。为助心力，疏通赫依血，投以养心丸，从整体观出发，助消化，改善精华与糟粕之分离，投以十一味寒水石散，辨证治疗 4 个月，得到满意的疗效。

二、心陈热症治疗

案 1

患者：特某，性别：男，年龄：68 岁，民族：蒙古族，职业：教师，婚姻状况：已婚，籍贯：内蒙古兴安盟扎鲁特旗，现住址：内蒙古职业学院，就诊日期：2005 年 11 月 4 日。

主诉 偶有心悸 7 年，加重 1 年余，胸闷，乏力 10 余天。

现病史 患者与 1998 年写书劳累后出现心悸，胸闷，有时发作时伴背部疼痛。当时就诊西医，经检查未见明显病变。2004 年 3 月症状加重，心悸伴前胸后背疼痛，四肢麻木疼痛，活动时乏力。就诊于内蒙古医院确诊为"冠心病，心肌缺血"，经西药及蒙药联合治疗好转。现因疲劳，生气，近 10 天上述症状加重，睡眠差，多梦，腹胀，心前区灼热感，胸闷，呼吸困难。为用蒙医系统治疗疾病来我院门诊就诊。消化不良，腹泻。无腰骶部疼痛及下肢浮肿。尿症状。

既往史 2003 年诊断为"慢性胃炎"治疗好转。无肝炎，结核病史。

个人史 未婚，无过敏史，无特殊嗜好。

家族史 无糖尿病，高血压病，家族遗产病史。

首诊三诊资料：

望诊 舌形肥厚湿润，舌色灰白，舌苔薄且白。神智清，精神可，面色蜡黄，无光泽，五官活动正常，行动自如。

脉诊 脉不齐，弱，快且弦。

查体 T 37℃、BP 140/100mmHg 、P 56 次/min、R 18 次/min。

辅助检查 2004 年 3 月 15 日 内蒙古医学院附属医院 ECG：①心律失常：房性早搏、室性早搏、室早 8~11 点出现率最多。②室性早搏、下壁心肌缺血、ST 段改变在 8~11：40 点间以下导联改变、Ⅱ、Ⅲ、avF 水平下移、上斜下移 0.1mV、V_4 导联早搏后 T 波改变。2004 年 3 月内蒙古医院：心室电位（+）、心电图大致正常。

2004 年 3 月 15 日，脾、胆、双肾 B 超示：①右叶肝囊肿；②轻度慢性胆囊炎；③双肾未件异常。

2004 年 3 月 16 日，腰正位片：①腰 2~4 骨质增生；②腰 5 骶化；胃镜病理：慢性浅表-萎缩性胃炎伴肠上皮化生。

2005 年 8 月 24 日，甲状腺 B 超：甲状腺轻度肿大，回声不均匀，血 T_3、T_4、TSH 正常。

2005 年 8 月 13 日，中蒙医院心脏彩超：①主动脉相对增宽；②左室壁运动欠协调；③轻度三尖瓣、主动脉瓣反流；④左室舒张功能降低；收缩功能呈降低趋势。

2005 年 8 月 26 日 ECG：窦性心律、下壁心肌缺血。

诊断要点　分析症状同时着重了解患者饮食、睡眠、便、尿的情况，观察患者舌象、脉象、皮肤、五官等情况。

蒙医诊断　①心陈热症；②胃虚症。

西医诊断　①冠心病；②心肌缺血；③慢性胃炎。

辨证治疗　心热隐伏症为热邪深伏，为巴达干掩盖之象的陈热症的一种。清除陈热，疏通赫依血，解心胸不适，镇痛为原则投以养心丸、新-Ⅱ号、三十五味沉香散、七味檀香散、二十五味大汤散等药物，同时助消化，升精降浊投以十味诃子胃寒散。

治则　以揭除伏热罩的前提下，疏通赫依血，祛巴达干之邪，清陈热并随症辨证施治原则治疗。

治疗方案

早：养心丸 2g 加十一味寒水石散 2g，温开水送服/×7 天；

午：新-Ⅱ号 2.5g 用二十五味大汤散加七味檀香散各 1.5g 煎汤送服/×7 天；

晚：珍宝丸 2.5g 用三十五味沉香散加四味蒺藜汤各 1.5g 煎汤送服/×7 天；

睡前：心-Ⅰ号 1.5g，温开水送服/×7 天。

医嘱　①宜在寂静的环境中疗养，忌嘈杂环境；②避免剧烈运动及劳累；③忌锐，油腻及刺激性饮食。

第 2、3 次就诊三诊资料：

望诊　舌形正常，舌色黑斑，舌苔灰白。精神好，行动自如，五官活动正常。

问诊　服药后两天心悸，心刺痛明显好转。睡眠差，不易入睡，能睡 3 ~ 4 小时。胃痛，腹泻未缓解，疲乏，上楼下肢无力感。

脉诊　脉芤且快。

查体　T 37℃、BP 150/90mmHg、P 86 次/min、R 20 次/min。

第 2、3 次就诊诊断分析：治疗方案合理。

治疗方案调整　按原方案继续治疗。

蒙医诊断　①心陈热症；②胃虚症。

西医诊断　①冠心病；②心肌缺血；③慢性胃炎。

治则　以揭除伏热罩的前提下，疏通赫依血，祛巴达干之邪，清陈热并随症辨证施治原则治疗。

治疗方案

早：养心丸 2g 加十一味寒水石散 2g，温开水送服/×14 天；

午：新-Ⅱ号 2.5g 用二十五味大汤散加七味檀香散各 1.5g，煎汤送服/×14 天；

晚：珍宝丸 2.5g 用三十五味沉香散加四味蒺藜汤各 1.5g，煎汤送服/×14 天；

睡前：心-Ⅰ号加十味诃子胃寒散各 1.5g，温开水送服/×8 天。

第二次就诊治疗 7 天，第三次 7 天共计 14 天。

医嘱　①宜在寂静的环境中疗养，忌嘈杂环境；②避免剧烈运动及劳累；③忌锐，油腻及刺激性饮食。

第4、5次就诊三诊资料：

望诊　舌形正常，舌色红，舌苔薄且灰白。神智清，精神好，面色正常，行动自如。

问诊　近期晨起或上午心悸较严重，睡眠较前有改善，仍感皮肤，下肢无力。

脉诊　脉脉势粗壮而虚，快。

查体　T 37℃、BP 150/90mmHg、P 86 次/min、R 20 次/min。

第4、5次就诊诊断分析：现伏热已清，呈赫依盛现象。镇心赫依，疏通赫依血为主治疗。

治疗方案调整　按原方案继续治疗同时，镇心赫依，以心赫依为主辨证施治。

蒙医诊断　①心陈热症；②胃虚症。

西医诊断　①冠心病；②心肌缺血；③慢性胃炎。

治则　镇赫依，疏通赫依血并随症辨证施治。

治疗方案

早：养心丸2g加十一味寒水石散2g，温开水送服/×7天；

午：新-Ⅱ号2.5g用二十五味大汤散加七味檀香散各1.5g煎汤送服/×7天；

晚：珍宝丸2.5g用三十五味沉香散加四味蒺藜汤各1.5g煎汤送服/×7天；

睡前：心-Ⅰ号3g用七味檀香散3g煎汤送服/×7天。

第四次就诊治疗7天，第五次7天共计14天。

医嘱　①宜在寂静的环境中疗养，忌嘈杂环境；②避免剧烈运动及劳累；③忌锐，油腻及刺激性饮食。

第6~11次就诊三诊资料：

望诊　舌形正常，舌色红，舌苔薄且灰白。神智清，精神佳，行动自如。

问诊　心悸和绞痛发作次数减少，下肢感到有力了，疲劳或嘈杂环境时心悸，睡眠有所改善，大小便正常，高血压药物已停，胃痛消失，消化不良及腹泻基本不发作。

脉诊　脉脉势粗壮且虚。

查体　T 37℃、BP 140/80mmHg、P 80 次/min、R 18 次/min。

第6~11次就诊诊断分析：镇赫依，疏通赫依血治疗合理，因此症状好转，继续治疗。

治疗方案调整：按原方案继续治疗。

蒙医诊断　①心陈热症；②胃虚症。

西医诊断　①冠心病；②心肌缺血；③慢性胃炎。

治则　镇赫依，疏通赫依血并随症辨证施治。

治疗方案

早：养心丸2g加十一味寒水石散2g，温开水送服/×7天；

午：新-Ⅱ号2.5g用二十五味大汤散加七味檀香散各1.5g煎汤送服/×7天；

晚：珍宝丸2.5g用三十五味沉香散加四味蒺藜汤各1.5g煎汤送服/×7天；

睡前：心-Ⅰ号3g用七味檀香散3g煎汤送服/×4天。

共6次就诊治疗，一次14天，其他均7天，共计49天。

医嘱　①宜在寂静的环境中疗养，忌嘈杂环境；②避免剧烈运动及劳累；③忌锐，油腻及刺激性饮食。

第12次就诊三诊资料：

望诊　舌形正常，舌色红，舌苔无。神智清，精神佳，行动自如。

问诊　基本好转，偶有早晨心悸，睡眠改善。疲劳时有不适。

脉诊　脉搏动有力。

查体　T 37℃、BP 140/80mmHg、P 76 次/min、R 18 次/min。

第 12 次就诊诊断分析：镇赫依，疏通赫依血治疗合理。

治疗方案调整 疾病明显好转，药量逐步减量病嘱咐患者注意饮食起居，按原处方给药，减少日服药量，结束后继续给予每日一次养心丸及十一味寒水石散。

蒙医诊断 ①心陈热症；②胃虚症。

西医诊断 ①冠心病；②心肌缺血；③慢性胃炎。

治则 镇赫依，疏通赫依血并随症辨证施治。

治疗方案

早：养心丸 2g 加十一味寒水石散 2g，温开水送服/×7 天；

午：新-Ⅱ号 2.5g 用二十五味大汤散加七味檀香散各 1.5g 煎汤送服/×7 天；

晚：珍宝丸 2.5g 用三十五味沉香散加四味蒺藜汤各 1.5g 煎汤送服/×7 天；

睡前：心-Ⅰ号 3g 用七味檀香散 3g 煎汤送服/×4 天。

医嘱 ①宜在寂静的环境中疗养，忌嘈杂环境，②避免剧烈运动及劳累，③忌锐，油腻及刺激性饮食。

诊疗方案疗效 好转。症状消失，脉搏及血压恢复正常，精神佳，面色正常，体力好，能参加日常活动。

按语 此患者患心陈热症，胃虚症。从病因分析，应祛基础疾病。首先以揭除伏热巴达干罩的前提下，疏通赫依血，祛巴达干之邪，清陈热并随症辨证施治原则投以十味诃子胃寒散、养心丸、三十五味沉香散、七味檀香散为主，当病程发展到以赫依为主时，镇赫依，疏通赫依血并随症辨证施治投以养心丸、新-Ⅱ号、珍宝丸、三十五味沉香散、四味蒺藜汤等为主治疗。两病程疗程 98 天，取得了显著疗效。以鉴别疾病的十项要点来区别此病性质，分两个阶段病程治疗，抓住了主次矛盾。首先投以十味诃子胃寒散，助热能，揭伏热罩，同时清热、调理赫依、血相搏、疏通赫依血为主，其次镇赫依，疏通赫依血为治则，祛心悸，失眠等症状。治疗全程以疏通赫依血为主投养心丸、新-Ⅱ号，合计共 3 个月疗程。

案 2

患者：张某，性别：男，年龄：52 岁，民族：蒙古族，职业：干部。婚姻状况：已婚，籍贯：兴安盟科右前旗好仁苏木乌拉斯台嘎查。

就诊日期 2006 年 1 月 16 日。

主诉 偶心慌、气短、心前区疼痛 4 月，加重 15 天。

现病史 该患者于 2005 年 8 月 26 日大量饮酒后出现心慌，胸闷，气短，颜面发紫，出冷汗，立即到内蒙古医院就诊，被诊断为"冠心病"，进行抢救后好转。之后，偶发心慌，气促，心前区不适。同年 10 月到北京首都医科大学就诊被诊断为"冠心病、心绞痛"和"右冠状动脉狭窄"，行支架植入术后，病情好转，但偶尔仍出现上述症状。近半月胸部发凉伴疼痛，晚上明显，睡眠差，头晕，近来我科门诊就诊。病程中食欲可，大小便如常。

既往史 腰椎间盘突出症术后 11 年，发现血压高 7 年，最高达 160/100mmHg，口服卡托普利，血压控制尚可。右肾上腺素瘤切除术后 5 年，扁桃体摘除术后 4 年，右锁骨下动脉扩张术后 3 年。无乙肝、结核等传染病史，无外伤史、无过敏史，预防接种史不详。

个人史 已婚，出生于兴安盟科右前旗，近期未到过疫区，15 年嗜酒史，禁酒 3 年。余无特殊病史。

家族史 否认家族遗传性病。

望诊 舌形正常，舌色鲜红，舌苔薄且白。神智清，精神差，五官活动正常，行动自如。

脉诊 洪且略不齐。

查体　T 36.8℃，BP 140/90mmHg，HR 68 次/分，R 20 次/分。

辅助检查　2005 年 10 月 11 日 ECG 首都医科大学：①冠心病；②右侧冠状动脉狭窄；2005 年 10 月 31 日心彩超：左心室肥厚，二尖瓣反流，左室舒张功能减低；2005 年 1 月 17 日心电图：正常。

诊断要点　分析症状同时着重了解患者饮食、睡眠、便、尿的情况，观察患者舌象、络脉、皮肤、五官等情况。

蒙医诊断　①心陈热症；②心刺痛。

西医诊断　①冠心病；②心绞痛。

辨证治疗　本病主要是赫依功能减退，普行赫依运行受阻或消化功能减退、精华之一血浑浊，致心内赫依、血相搏，赫依血循环不畅导致。故以改善消化功能，促进精华与糟粕分离，改善赫依功能，疏通赫依血为原则进行治疗。

治则　改善消化功能，促进精华与糟粕分离，改善赫依功能，疏通赫依血并随症辨证施治为原则。

治疗方案

早：养心丸 2g 加白丸 2g，温开水送服/×15 天；

午：新-Ⅱ号 2g 用二十五味大汤散加七味檀香散 3g 煎汤送服/×15 天；

晚：珍宝丸 3g 用三十五味沉香散 3g 煎汤送服/×15 天；

睡前：养心丸 2g，温开水送服/×15 天。

医嘱　①避免劳累和生气，宜在静寂，温热环境修养。②忌抽烟饮酒，忌热辣等刺激性强的食物和油腻饮食。

第 2、3 次就诊三诊资料：

望诊　舌形正常，稍干，舌色鲜红，舌苔薄且白。神智清，精神可，五官活动正常，行动自如。

问诊　劳累后呼吸困难，心前区刺痛，四肢发凉，睡眠可，偶便秘。

脉诊　洪且略不齐。

查体　T 36.2℃、第二次就诊 BP 120/80mmHg、第三次就诊：BP 125/80mmHg、P 72 次/分、R 20 次/分。

第 2、3 次就诊诊断分析：从症状判断，诊断及诊疗方案正确合理。

治疗方案调整　按原方案继续治疗。同时注意改善消化功能及润肠通便。

蒙医诊断　①心陈热症；②心刺痛。

西医诊断　①冠心病；②心绞痛。

治则　促进精华与糟粕分离，疏通赫依血并随症辨证施治为原则。

治疗方案

早：养心丸 2g 加白丸 2g，温开水送服/×15 天；

午：新-Ⅱ号 2.5g 用二十五味大汤散加七味檀香散 3g 煎汤送服/×15 天；

晚：珍宝丸 2g 用三十五味沉香散及四味豆蔻汤 3g 煎汤送服/×15 天；

睡前：养心丸 1.5g 加六味安消散 1.5g，温开水送服/×15 天。

第二次就诊治疗 15 天，第三次就诊治疗 15 天共计 30 天。

医嘱　①避免劳累和生气，宜在静寂，温热环境修养。②忌抽烟饮酒，忌热辣等刺激性强的食物和油腻饮食。

第 4、5 次就诊三诊资料：

望诊　舌形正常，舌色鲜红，舌苔薄且灰白。神智清，精神好，面色正常，活动可，五官活动正常。

问诊　过度劳累后感胸闷，但无心刺痛发作，睡眠改善，总体上好转。

脉诊　脉快且有力。

查体　T 36.7℃、第四次就诊 BP 130/90mmHg、第五次就诊：BP 130/85mmHg、P 70 次/分、R 20 次/分。

辅助检查　心电图示：窦性心律，陈旧性心肌梗死。

第4、5次就诊诊断分析：所有症状明显改善，按原方案继续巩固治疗的同时随症辨证施治。

治疗方案调整　按原方案继续治疗。

蒙医诊断　①心陈热症；②心刺痛。

西医诊断　①冠心病；②心绞痛。

治则　促进精华与糟粕分离，疏通赫依血并随症辨证施治为原则。

治疗方案：

早：养心丸 2g 加白丸 2g：温开水送服/×10 天；

午：新-Ⅱ号 2.5g，用二十五味大汤散加七味檀香散 3g 煎汤送服/×10 天；

晚：珍宝丸 2g 用三十五味沉香散送服/×10 天；

睡前：心-Ⅰ号 3g，温开水送服/×10 天。

第四次就诊治疗 10 天，第五次 10 天共计 20 天。

医嘱　①避免劳累和生气。②忌抽烟饮酒。③缓慢减药物剂量。

诊疗方案疗效　好转。心慌、气短、心前区不适等心刺痛症状消失，能做日常家务。

按语　从整体观念出发，以改善消化功能，促进精华与糟粕分离，改善赫依功能，疏通赫依血并随症辨证施治为原则投以养心丸，新-Ⅱ号，十一味寒水石散，二十五味大汤散。经过 57 天的治疗心刺痛明显好转。正确的结合了病因及发病机理，对症投药，分清主次疾病，区分治疗才达到现在的疗效。

第四节　先心病治疗

患者：浩某，性别：男，年龄：10 岁，民族：蒙古族，职业：学生。婚姻状况：未婚。籍贯：赤峰市翁牛特旗格日僧苏木。

就诊日期　2005 年 8 月 31 日。

主诉　口唇发绀 10 年，易患上呼吸道感染，心慌，呼吸困难 7 年，加重 4 个月。

现病史　患儿自出生心动过速，口唇发绀，医生告知"先天性心脏病"可能。2～3 岁易上呼吸道感染，发热，心慌等症状就诊于赤峰市医院确诊为"先天性心脏病"。自此未进行系统治疗。心慌，呼吸困难，咳嗽，体力差，头晕头痛，胸闷，心前区不适、疼痛，鼻出血，易患上呼吸道感染等症状反复出现，加重至今。疲劳或患上呼吸道感染时上述症状加重。活动后口唇发绀，气促。常出现下肢麻木，腰骶部疼痛，尿不尽。2005 年 4 月 21 日就诊于内蒙古医学院附属医院诊断为"先天性心脏病，室间隔缺损，降主动脉缩窄，左心室双出口"，因经济条件未行手术治疗。今为蒙药治疗起来就诊。胃痛，消化不良，便秘，睡眠可，发育正常但身形消瘦。

既往史　无肝炎，结核病史。

个人史　未婚，无过敏史，无特殊嗜好。

家族史　其母患先天性心脏病，父健康。

首诊三诊资料：

望诊　舌形正常，舌色黑斑，舌苔灰白。神智清，精神差，面色蜡黄，无光泽，口唇轻度发绀，行动迟缓。

脉诊　脉不齐，弱，快且弦。

查体　T 36.8℃，BP 110/89mmHg，P 68 次/min，R 20 次/min。

辅助检查　2005 年 4 月 21 日内蒙古医学院附属医院心脏彩超：先天性心脏病，室间隔缺损，降主动脉缩窄，左心室双出口。

诊断要点　分析症状同时着重了解患者饮食、睡眠、便、尿的情况，观察患者舌象、脉象、皮肤、五官等情况。

蒙医诊断　①先天性心脏病；②肺热症。

西医诊断　先天性心脏病，室间隔缺损，降主动脉缩窄，左心室双出口。

辨证治疗　患先天性心脏且影响肺部，出现鼻出血，心慌等重证，以清心、肺热，疏通赫依血，补心力治疗。

治则　清心、肺热，疏通赫依血，补心力治疗。

治疗方案

早：养心丸 2g 加十一味寒水石散 1g，温开水送服/×7 天；

午：新-Ⅱ号 2g 用二十五味大汤散加七味檀香散各 1.5g 煎汤送服/×7 天；

晚：珍宝丸 3g 用三十五味沉香散 3g 煎汤送服/×7 天；

睡前：心-Ⅰ号 1.5g，温开水送服/×7 天。

医嘱　①预防感冒；②避免剧烈运动及劳累；③忌锐，油腻及刺激性饮食。

第 2、3 次就诊三诊资料：

望诊　舌形正常，舌色黑斑，舌苔灰白。神智清，精神差，活动迟缓，五官活动正常。

问诊　心慌，胸闷，呼吸困难，心前区不适，下肢麻木疼痛等有所缓解。现易惊，咳嗽有所加重，胃痛，便秘，腰骶部疼痛。

脉诊　脉不齐，弱且弦。

查体　T 36.2℃，BP 110/70mmHg，P 76 次/min，R 20 次/min。

第 2、3 次就诊诊断分析：心慌，胸闷，呼吸困难，心前区不适等症状有所缓解，证明治疗方案正确。此病根据蒙医发病特点，以疏通赫依血，补心力原则治疗。投以养心丸、心-Ⅱ、珍宝丸及心-Ⅰ号等蒙药治疗。

治疗方案调整　按原方案继续治疗。

蒙医诊断　①先天性心脏病；②肺热症。

西医诊断　先天性心脏病，室间隔缺损，降主动脉缩窄，左心室双出口。

治则　清心、肺热，疏通赫依血，补心力治疗。

治疗方案

早：养心丸 2g 加十一味寒水石散 1g，温开水送服；

午：新-Ⅱ号 2g 用二十五味大汤散加七味檀香散各 1.5g 煎汤送服；

晚：珍宝丸 3g 用三十五味沉香散 3g 煎汤送服；

睡前：心-Ⅰ号 1.5g，温开水送服。

第二次就诊治疗 15 天，第三次 20 天共计 35 天。

医嘱　①预防感冒；②避免剧烈运动及劳累；③忌锐，油腻及刺激性饮食。

第 4、5 次就诊三诊资料：

望诊　舌形正常，舌色黑斑及血点，舌苔灰白。神智清，精神好，面色正常，活动可，五官活动正常。

问诊　心慌，胸闷，呼吸困难，易疲劳等症状有明显好转。睡眠好，胃口好，因感冒今晨鼻出血 1 次。想回老家要求配药疗程长一点。

脉诊　脉弱且沉。

查体　T 36.8℃，BP 110/70mmHg，P 76 次/min，R 20 次/min。

第 4、5 次就诊诊断分析：蒙药治疗此病有明显疗效，在上呼吸道感染的情况下无明显心慌，呼吸困难等症状，证明治疗方案合适。

治疗方案调整　按原方案继续治疗，由于患呼吸道感染，投以清肺热蒙药。两组药物交替使用。

蒙医诊断　①先天性心脏病；②肺热症。

西医诊断　先天性心脏病，室间隔缺损，降主动脉缩窄，左心室双出口。

治则　清心、肺热，疏通赫依血，补心力治疗。

治疗方案

早：养心丸 2g 加十一味寒水石散 1g，温开水送服；

午：新-Ⅱ号 2g 用二十五味大汤散加七味檀香散各 1.5g 煎汤送服；

晚：珍宝丸 3g 用三十五味沉香散 3g 煎汤送服；

睡前：养心丸 3g，温开水送服。

第四次就诊治疗 15 天，第五次 30 天共计 45 天。

感冒药：

早：十八味清肺丸 2g 加五味沙棘散：1g，温开水送服/×10 天；

午：扶正丸加五味沙棘散各 1.5g 温开水送服/×10 天；

晚：十五味沉香散 3g，温开水送服/×10 天。

医嘱　①预防感冒；②避免剧烈运动及劳累；③忌锐，油腻及刺激性饮食。

第 6 次就诊三诊资料：

望诊　舌形正常，舌色黑斑，舌苔灰白。神智清，精神好，活动正常。

问诊　近期不易感冒，无明显不适。体重增加。患者表达想长期口服蒙药意愿。

脉诊　脉脉势粗壮，搏动有力。

查体　T 36.3℃，BP 105/65mmHg，P 76 次/min，R 20 次/min。

第 6 次就诊诊断分析：诊疗方案合理。症状消失，治疗有显著疗效。对此病的诊断正确。预防感冒至关重要。

治疗方案调整　按原方案继续治疗并投以治疗感染蒙药。

蒙医诊断　①先天性心脏病；②肺热症。

西医诊断　先天性心脏病，室间隔缺损，降主动脉缩窄，左心室双出口。

治则　清心、肺热，疏通赫依血，补心力治疗。

治疗方案

早：养心丸 2g 加十一味寒水石散 1g，温开水送服；

午：新-Ⅱ号 2g 用二十五味大汤散加七味檀香散各 1.5g 煎汤送服；

晚：珍宝丸 3g 用三十五味沉香散 3g 煎汤送服；

睡前：养心丸 3g，温开水送服。

第四次就诊治疗 15 天，第五次 30 天共计 45 天。

感冒药：扶正丸加五味沙棘散各 1.5g，用三味萨查古汤 3g 煎汤送服/×15 天。

医嘱　①预防感冒；②避免剧烈运动及劳累；③忌锐，油腻及刺激性饮食。

诊疗方案疗效　好转。症状消失，感冒次数减少，身体情况好转。

按语　此病为赫依血相搏，心功能低下所致，因此，药物宜投养心丸、七味檀香散、新-Ⅱ

号，疏通赫依血，补心力，投以十一味寒水石散，调理三根投以二十五味大汤散，清肺热投以十八味清肺丸，扶正丸，五味沙棘散。治疗疗程 3 个月，病情好转。

第五节　肺心病治疗

患者：张某，性别：女，年龄：69 岁，民族：汉族，职业：无，婚姻状况：已婚。籍贯：乌兰察布市四子王旗。就诊日期：2005 年 10 月 24 日。

主诉　咳嗽伴有白痰 30 年，气短 10 年，心慌 4 年，加重 20 天。

现病史　该患者从 30 年前开始经常咳嗽，咳白色泡沫痰，冬季明显，感冒或劳累后加重，未接受任何治疗，逐年加重，一到晚上咳嗽加重，晨起后有痰。10 年前出现气短症状，活动后加重，伴有头痛、心慌、乏力、下肢肿胀、头晕、口唇发绀后，到内蒙古医院就诊，被诊断为"慢性支气管炎、肺气肿、肺心病"投以西药对症治疗（药名、药量不详）好转。近 20 天上述症状加重，为求口服蒙药治疗今来我科门诊。病程中睡眠差，腹胀，食欲欠佳，尿少，大便干燥。

既往史　无乙肝、结核等传染病史，无外伤史、无过敏史，预防接种史不详。

个人史　已婚，出生于兴安盟科右前旗，近期未到过疫区，无不良嗜好。

家族史　其爷爷因"高血压，心肌梗死"去世，否认其他家族遗传性病。

望诊　舌形正常，舌色暗红，舌苔厚且黄。神智清，精神欠佳，肤色暗淡，五官活动正常，行动笨拙。

脉诊　粗且快。

查体　T 36.8℃，BP 160/70mmHg；HR 68 次/分；R 22 次/分。

辅助检查　2005 年 6 月 19 日四子王旗医院：心彩超：①左室后壁运动幅度减低–心肌缺血；②主动脉硬化；③主动脉瓣中度反流；④左室舒张功能减低。2005 年 10 月 17 日　ECG：窦性心律，ST-T 改变。

诊断要点　分析症状同时着重了解患者饮食、睡眠、便、尿的情况，观察患者舌象、络脉、皮肤、五官等情况。

蒙医诊断　肺心病，分型：赫依血盛型。

西医诊断　①慢性支气管炎；②肺气肿；③肺心病。

辨证治疗　本病主要是依于长期咳嗽病史，巴达干增多，影响肺和心功能，加之，发病部位为希拉之所，故为清除肺热投以二十五味清热丸，十三味清肺散，为清热、化痰投以沙棘 5 味，为助心力投以养心丸，新 2 号，心-Ⅰ号等药物治疗。

治则　注意赫依，调和赫依、血，疏通赫依血，助心力，改善心功能的前提下，除肺陈热，化痰，养肺等随症辨证施治为原则。

治疗方案

早：养心丸 2g 加十八味清肺丸 2g，温开水送服/×15 天；

午：新-Ⅱ号 2.5g 加五味沙棘汤 1.5g，用二十五味大汤散及七味檀香散 3g 煎汤送服/×15 天；

晚：珍宝丸 3g 用三十五味沉香散 3g 煎汤送服/×15 天；

睡前：心-Ⅰ号及五味沙棘汤 3g 温开水送服/×15 天。

医嘱　①适度锻炼，增强体力；②忌抽烟饮酒，忌过热或过凉食物；③忌油腻饮食，食易于消化、营养丰富的饮食。

第 2、3 次就诊三诊资料：

望诊　舌形正常，舌色暗红，舌苔厚且黄。神智清，精神欠佳，肤色暗淡，五官活动正常，行动笨拙。

问诊　此方案较适宜，食欲、睡眠和头晕明显改善，下肢和颜面部仍有水肿，头闷、心慌、大便干燥、腹胀较前好转。

脉诊　粗且快。

查体　T 36.3℃、第二次就诊：BP 140/70mmHg；第三次就诊：BP 180/86mmHg，P86 次/分，R20 次/分。

辅助检查　无。

第2、3次就诊诊断分析：从症状判断，诊断及诊疗方案正确合理。但下肢和颜面部仍有水肿，考虑肺热过盛，施以清肺热、消肿的药物。

治疗方案调整　按原方案继续治疗。

蒙医诊断　肺心病，分型：赫依血盛型。

西医诊断　①慢性支气管炎；②肺气肿；③肺心病。

治则　注意赫依，调和赫依、血，疏通赫依血，助心力，改善心功能的前提下，除肺陈热、化痰、养肺、消肿等随症辨证施治为原则。

治疗方案

早：养心丸 2g 加十八味清肺丸 2g，温开水送服/×25 天；

午：新-Ⅱ号 2.5g 五味沙棘汤 1.5g，用二十五味大汤散及七味檀香散 3g 煎汤送服/×25 天；

晚：珍宝丸 2g，温开水送服/×25 天；

睡前：二十五味清肺散 3g 加用十一味广枣丸，七味葡萄散 3g 煎汤送服/×25 天。

第二次就诊治疗 15 天，第三次就诊治疗 10 天共计 25 天。

医嘱　①适度锻炼，增强体力。②忌抽烟饮酒，忌过热或过凉食物。③忌油腻饮食，食易于消化、营养丰富的饮食。

第4次就诊三诊资料：

望诊　舌形正常，舌色暗，舌苔薄且白。神智清，精神改善，说话有力，活动可，五官活动正常。

问诊　无气短，颜面部肿消失，咳嗽明显减轻，晚上偶尔咳嗽，紧张后仍头晕、心慌。右侧脚踝轻度水肿，睡眠、饮食尚可，大小便正常。

脉诊　脉粗且有力。

查体　T 36.9℃、BP 170/80mmHg、P 75 次/分、R 20 次/分。

辅助检查　2005 年 10 月 7 日 ECG：①窦性心律，心率76 次/分；②ST-T 改变。

第4次就诊诊断分析：此治疗方案较适宜，已除去肺陈热，在原治疗方案基础上，施予化痰，改善肺功能及去除陈疾。

治疗方案调整　按原方案继续治疗。停二十五味清热丸，加十三味清肺散，五味沙棘汤，十六味冬青叶散。

蒙医诊断　肺心病，分型：赫依血盛型。

西医诊断　①慢性支气管炎；②肺气肿；③肺心病。

治则　注意赫依，调和赫依、血，疏通赫依血，助心力，改善心功能的前提下，除肺陈热、化痰，养肺等随症辨证施治为原则。

治疗方案

早：养心丸 2g 加五味沙棘汤 1.5g，温开水送服/×30 天；

午：新-Ⅱ号 2.5g，用八味沉香散加四味北沙参散 3g 煎汤送服/×30 天；

晚：珍宝丸 2g，用三十五味沉香散送服/×、30 天；

睡前：十六味冬青叶散 3g，用十一味广枣丸 3g 煎汤送服/×30 天。

医嘱 ①适度锻炼，增强体力。②忌抽烟饮酒，忌过热或过凉食物。③忌油腻饮食，食易于消化、营养丰富的饮食。

第 5 次就诊三诊资料：

望诊 舌形正常，舌色暗红，舌苔薄且白。神智清，精神好，面色正常，五官活动正常，行动自如。

问诊 病情明显好转，无头闷、心慌、气短，颜面及下肢肿胀消退，能做家务。偶尔晚上咳嗽或下肢轻度胀痛。无明显不适症状，大小便正常。

脉诊 脉势粗壮且有力。

查体 T 37℃、BP 160/70mmHg、P 76 次/分、R 20 次/分。

第 5 次就诊诊断分析：病情明显好转，进入巩固治疗阶段。

治疗方案调整 按原方案继续巩固治疗并逐渐减量停药。

蒙医诊断 肺心病 分型：赫依血盛型。

西医诊断 ①慢性支气管炎；②肺气肿；③肺心病。

治则 注意赫依，调和赫依、血，疏通赫依血，助心力，改善心功能的前提下，除肺陈热，化痰，养肺等随症辨证施治为原则。

治疗方案

早：养心丸 2g 加五味沙棘汤 3g，温开水送服/×30 天；

午：十三味清肺散 3g 加五味沙棘汤 3g，用七味檀香散 3g 加四味北沙参汤 3g 煎汤送服/×30 天；

晚：珍宝丸 3g 用二十五味大汤散加十味土木香汤温煎汤送服/×30 天，睡前：新-Ⅱ号 3g，用十一味广枣丸温煎汤送服/×30 天。

医嘱 ①适度锻炼，增强体力。②忌抽烟饮酒，忌过热或过凉食物。③忌油腻饮食，食易于消化、营养丰富的饮食。④逐渐减量停药。

诊疗方案疗效 好转。心慌、咳嗽、气短等症状消失，心率和血压转为正常，食欲、睡眠、精神状态明显改善，能做日常家务。

按语 从整体观念出发，以注意赫依，调和赫依、血，疏通赫依血，助心力，改善心功能的前提下，除肺陈热，化痰，养肺等随症辨证施治为原则，授以新-Ⅱ号、十一味广枣丸、二十五味清热丸、五味沙棘汤、十八味清肺丸、十三味清肺散、二十五味大汤散、十味土木香汤，经过 57 天的治疗明显好转。

第六节 癫痫病治疗

患者姓名：乌某某，性别：女，年龄：32 岁，民族：蒙古族，职业：教师，婚姻状况：已婚，籍贯：鄂尔多斯市乌审旗。

就诊日期 2005 年 10 月 21 日。

主诉 偶有胸闷，心悸，晕厥，抽搐 18 个月加重 10 个月。

现病史 患者于 2004 年 2 月某晚无明显诱因晕厥，抽搐，意识丧失，11 月份发生 2 次。晕厥到来前患者感到心慌，胸闷，手部颤动，突然爆发尖叫倒地并肢体抽动，瞪眼，约持续 5 ~ 10 分钟。清醒后常感呕吐，胸痛，两侧肩胛骨之间疼痛，睡眠差，多梦，流涎，口感，并有疲乏感。双手麻木，早感口苦，手脚发凉。就诊于内蒙古医学院第一附属医院确诊为"癫痫"。从 2004 年

11月至12月就诊苏荣扎布老师，口服蒙药，病情明显好转。但停药1个月后癫痫再次发作，并连续几天反复发作。后就诊于内蒙古医学院第一附属医院，静脉给药（药名不详），病情有所好转，但常感躯干及双手麻木，胸闷，睡眠差。口服西药无明显疗效（药名不详），想蒙医治疗来我院门诊就诊。精神差，体力差，消化不良，食欲不振，腹痛腹泻等。

既往史　无肝炎，结核病等传染病史。

个人史　未婚，无过敏史，无特殊嗜好，其他：饮酒，不吸烟。

家族史　无家族遗传病史。

首诊三诊资料：

望诊　舌体肥厚，舌色鲜红，舌苔薄、黄。神智清，精神差，五官活动正常，行动自如。

脉诊　脉弱且沉。

查体　T 36.7℃、BP 110/80mmHg、P 68 次/min、R 20 次/min。

诊断要点　分析症状同时着重了解患者饮食、睡眠、便、尿的情况，观察患者舌象、络脉、皮肤、五官等情况。

蒙医诊断　①癫痫病；②寒性胃希拉症。

西医诊断　①癫痫；②慢性胃炎。

辨证治疗　该病是热症日久侵入脑部，阻塞白脉所致，因此清心，疏通白脉传导，根据病情辨证施治，清心投以养心丸，珍宝丸，镇赫依热投以新-Ⅱ号，七味檀香散，调理三根，清宝如热投以二十五味大汤散，通白脉投以珍宝丸用三十五味沉香散煎汤送服。

治则　清热，利心，通白脉传导并随症施治为原则。

治疗方案

早：养心丸3g加白色丸1g，温开水送服/×15 天；

午：新-Ⅱ号2g加秘诀丸1.5g，用二十五味大汤散加七味檀香散各1.5g煎汤送服/×15 天；

晚：珍宝丸3g用三十五味沉香散3g煎汤送服/×15 天；

睡前：龚培德吉3g，温水送服/×15 天。

医嘱　①避免劳累及过度思虑；②忌过冷过热及辛辣饮食；③忌油腻及刺激性饮食，宜易消化饮食；④现口服西药逐渐减量停药。

第2、3次就诊三诊资料：

望诊　舌形正常，舌色鲜红，舌苔薄且灰白。神智清，精神差，行动自如。

问诊　近期未发病。仍手脚麻木，偶有心前区不适，体力差，易惊，睡眠差，多梦，口干口苦，食欲不振。

脉诊　脉脉势粗壮且无力。

查体　T 36.2℃、BP 100/60mmHg、P 64 次/min、R 19 次/min。

第2、3次就诊诊断分析：患者发病次数明显减少，证明诊疗方案正确合理。去年虽接受过蒙医治疗，但未能达到疗程，因而发病。两次治疗都以原治疗方案原则进行，并疏通白脉传导，平衡热能。投五味金诃子散加六味安消散等蒙药。

治疗方案调整　按原方案继续治疗，并晚上加服五味金诃子散加六味安消散。

蒙医诊断　①癫痫病；②寒性胃希拉症。

西医诊断　①癫痫；②慢性胃炎。

治则　清热，利心，通白脉传导并随症施治为原则。

治疗方案

早：养心丸3g加十一味寒水石散1g，温开水送服/×7 天；

午：新-Ⅱ号2g加秘诀丸1.5g，用二十五味大汤散及加味檀香散各1.5g煎汤送服/×7 天；

晚：珍宝丸 3g 用三十五味沉香散 3g 煎汤送服/×7 天；

睡前：五味金诃子散加六味安消散各 1.5g，温水送服/×7 天。

第二次、三次就诊治疗均 7 天共计 14 天。

医嘱　①避免劳累及过度思虑；②忌过冷过热及辛辣饮食；③忌油腻及刺激性饮食，宜易消化饮食；④现口服西药逐渐减量停药。

第 4 次就诊三诊资料：

望诊　舌形正常，舌色鲜红，舌苔无。神智清，精神好，行动自如。

问诊　服药期间未发病，心慌有所缓解，体力差，易疲乏，偶有上肢麻木、右手掌刺痛感，呼吸困难，食欲不振，恶心，腹痛腹泻，失眠，口服地西泮。

脉诊　脉沉且弦。

查体　T 36.2℃、BP 105/70mmHg、P 68 次/min、R 20 次/min。

第 4 次就诊诊断分析：疾病主要症状好转，诊断与治疗方案合理，继续治疗。患者胃功能衰弱，腹痛腹泻，治宜助火，健胃，清肠热杀黏，止泻治疗。安神，调节睡眠治疗投以三味豆蔻汤。

治疗方案调整　按原方案继续治疗并加投以七雄汤，十味诃子胃寒散。

蒙医诊断　①癫痫病；②寒性胃希拉症。

西医诊断　①癫痫；②慢性胃炎。

治则　清热，利心，通白脉传导并随症施治为原则。

治疗方案

早：养心丸 3g 及十一味寒水石散 1g，温开水送服/×7 天；

午：新-Ⅱ号 2.5g，用二十五味大汤散加七味檀香散各 1.5g 煎汤送服/×7 天；

晚：珍宝丸 2g 用三十五味沉香散 3g 煎汤送服/×7 天；

睡前：七雄丸 2g 加十味诃子胃寒散：1.5g，温水送服/×7 天。

共计 7 天。

医嘱　①避免劳累及过度思虑；②忌过冷过热及辛辣饮食；③忌油腻及刺激性饮食，宜易消化饮食；④现口服西药逐渐减量停药。

第 5~8 次就诊三诊资料：

望诊　舌形正常，舌色鲜红，舌苔薄且灰白。神智清，精神差，行动自如。

问诊　睡眠明显好转，如思虑过多，右上肢麻木，现体力差，易疲劳，疲劳后出现上肢麻木，口感，便秘，心悸。

脉诊　脉沉且弦。

查体　T 36.5℃、BP 100~110/70mmHg、P 68 次/min、R 20 次/min。

第 5~8 次就诊诊断分析：病情基本好转。未发病并睡眠改善，上肢麻木缓解。易疲劳是本病主要症状，反映病情。通白脉投以十三味大鹏金翅丸以三十五味沉香散煎汤送服。

治疗方案调整　按原方案继续治疗。

蒙医诊断　①癫痫病；②寒性胃希拉症。

西医诊断　①癫痫；②慢性胃炎。

治则　清热，利心，通白脉传导并随症施治为原则。

治疗方案

早：养心丸 3g 加六味安消散 1.5g，温开水送服/×7 天；

午：新-Ⅱ号 2g 加秘诀丸 1.5g，用二十五味大汤散加七味檀香散各 1.5g 煎汤送服/×7 天；

晚：珍宝丸 2g 用三十五味沉香散 3g 煎汤送服/×7 天；

睡前：十三味大鹏金翅丸 4 粒用三十五味沉香散 3g 煎汤送服/×4 天。

医嘱 ①避免劳累及过度思虑；②忌过冷过热及辛辣饮食；③忌油腻及刺激性饮食，宜易消化饮食；④现口服西药逐渐减量停药。

第9次就诊三诊资料：

望诊 舌形正常，舌色鲜红，舌苔薄、黄。神智清，精神可，行动自如，五官活动如常。

问诊 病情稳定，未发病。偶有胸闷头痛，腰骶部疼痛，上肢麻木，胃部胀痛。

脉诊 脉弱、沉。

查体 T 37℃、BP 100/60mmHg、P 64次/min、R 20次/min。

第9次就诊诊断分析：疾病有发病迹象，出现易疲劳，头痛，睡眠差等症状。更换晚上的药，抑制赫依、血相搏，助心力投以养心丸。

这周病情不稳，躯干僵硬，上肢麻木，心前区不适，易疲乏，头痛，睡眠差。

脉诊 脉弱、沉且弦。

治疗方案调整 按原方案继续治疗并晚药更换为心-Ⅰ号。

蒙医诊断 ①癫痫病；②寒性胃希拉症。

西医诊断 ①癫痫；②慢性胃炎。

治则 清热，利心，通白脉传导并随症施治为原则。

治疗方案

早：养心丸3g加十一味寒水石散1g，温开水送服/×70天；

午：新-Ⅱ号2.5g，用二十五味大汤散加七味檀香散各1.5g煎汤送服/×70天；

晚：珍宝丸2g用三十五味沉香散3g煎汤送服/×70天；

睡前：养心丸3g，温水送服/×35天。

共计70天。

医嘱 ①避免劳累及过度思虑；②忌过冷过热及辛辣饮食；③忌油腻及刺激性饮食，宜易消化饮食；④现口服西药逐渐减量停药。

第10～15次就诊三诊资料：

望诊 舌形正常，舌色鲜红，舌苔无。神智清，精神可，行动自如，五官活动如常。

问诊 病情稳定，未发病。偶有胸闷头痛，腰骶部疼痛，上肢麻木，胃部胀痛。

脉诊 脉弱、沉。

查体 T 36.5℃、BP 100/70mmHg、P 68次/min、R 20次/min。

第10～15次就诊诊断分析：病情明显好转。此病较顽固，长期需调理三根，抑制赫依，助心及白脉功能，通白脉传导并随症施治为原则治疗。

治疗方案调整 按原方案继续治疗。

蒙医诊断 ①癫痫病；②寒性胃希拉症。

西医诊断 ①癫痫；②慢性胃炎。

治则 调理三根，抑制赫依，助心及白脉功能，通白脉传导并随症施治为原则治疗。

治疗方案

早：养心丸3g加安消散1.5g，温开水送服/×7天；

午：新-Ⅱ号2g加秘诀丸1.5g，用二十五味大汤散加七味檀香散各1.5g煎汤送服/×7天；

晚：珍宝丸2g用三十五味沉香散3g煎汤送服/×7天；

睡前：秘诀丸1.5g加六味木香丸3粒，温水送服/×7天；

第10～15次就诊治疗共计42天。

医嘱 ①避免劳累及过度思虑；②忌过冷过热及辛辣饮食；③忌油腻及刺激性饮食，宜易消化饮食；④现口服西药逐渐减量停药。

第16~18次就诊三诊资料：

望诊　舌形正常，舌色鲜红，舌苔薄且黄。神智清，精神好，行动自如，五官活动如常。

问诊　病情好转，症状消失，偶感心悸。

脉诊　脉齐，脉势粗壮。

查体　T 36.4℃、BP 100/70mmHg、P 74 次/min、R 18 次/min。

第16~18次就诊诊断分析：经治疗，病情基本好转。三根基本达到平衡，睡眠，食欲等症状均好转。病情趋于稳定，继续按原治疗方案巩固治疗并逐渐减量停药。

治疗方案调整：继续按原治疗方案巩固治疗并逐渐减量停药。

蒙医诊断　①癫痫病；②寒性胃希拉症。

西医诊断　①癫痫；②慢性胃炎。

治则　调理三根，抑制赫依，助心及白脉功能，通白脉传导并随症施治为原则治疗。

治疗方案

早：养心丸 3g 加十一味寒水石散 1g，温开水送服/×7 天；

午：新-Ⅱ号 2.5g，用二十五味大汤散加七味檀香散各 1.5g 煎汤送服/×7 天；

晚：珍宝丸 2g，用三十五味沉香散 3g 煎汤送服/×7 天；

睡前：心-Ⅰ号 3g，温水送服/×3 天；

第16~18次就诊治疗共计 18 天。

医嘱　①避免劳累及过度思虑；②忌过冷过热及辛辣饮食；③忌油腻及刺激性饮食，宜易消化饮食；④现口服西药逐渐减量停药。

诊疗方案疗效　好转。症状消失。经治疗，病情基本好转。三根基本达到平衡，睡眠，食欲改善。病情趋于稳定。

按语　癫痫病是热症日久侵入脑部，阻塞白脉所致，因此，清热，助心及白脉功能，疏通白脉传导，平衡热能根据病情辨证施治。抑制赫依投以四味豆蔻汤，三十五味沉香散；镇赫依热投以新-Ⅱ号，三十五味沉香散，七味檀香散；疏通赫依血，助心及白脉功能投以养心丸，心-Ⅰ号；疏通白脉传导投以秘诀丸，珍宝丸；平衡热能，促精降浊投以十一味寒水石散；恶心，呕吐投以五味金诃子散加六味安消散，腹痛腹泻投以七雄丸等随症辨证用药治疗。疗程为 156 天。病情明显好转。

第十章 大师年谱

1929 年 12 月 5 日苏荣扎布出生于商都阿都沁苏鲁克旗；

1936 年 5 月 31 日父亲策格米德因病去世；

1943 年 4 月 16 日母亲患传染病去世；

1943 年 4 月苏荣扎布患传染病，被隔离在名为宏海的山前的窝棚里，由远方亲戚贡布老人护理近 3 个月的时间逐渐康复；

1943 年 12 月 20 日由姨父送其到宝日策吉寺，拜拉木扎布和巴布（贡其格拉西）两位高僧为师，学习文化和蒙医学；

1948 年春旗政府在该旗哈音哈日瓦寺成立了一所联合医院，苏荣扎布参加了建设活动和医疗工作；

1949 年 6 月 8 日（农历五月十二日）苏荣扎布从师父巴布手中接过药袋，开始靠自己独当一面行医；

1950 年春，苏荣扎布参加了察哈尔盟鼠疫防疫队和内蒙古鼠疫防疫队在该盟正镶白旗举办的培训班；

1953 年 9 月 17 日与爱人阿拉坦其其格结婚成家；

1955 年有了儿子，取名斯琴巴特尔；

1956 年苏荣扎布被调到旗医院工作；

1957 年 4 月末苏荣扎布接到察哈尔盟卫生处派他到呼和浩特市参加内蒙古卫生部举办的"内蒙古蒙医进修学校进修班班学习"的通知。4 月 29 日苏荣扎布来到呼和浩特市内蒙古卫生部报到，5 月 1 日开学，学期为一年。在学期间参加了"蒙医学研究小组"共同翻译、整理、出版蒙医古籍著作等工作；

1957 年获乌素图蒙医进修班研究小组工作中取得突出成绩奖；

1958 年调入内蒙古医学院任教，并担任蒙医班班主任。主要承担讲授蒙医专业本科班、专科班的"蒙医诊断学"、"蒙医治则治法"、"蒙医温病学"、"藏语"课程；

1958 年获在乌素图水库建设工作劳动模范奖；

1959 年 9 月加入了中国共产党，并指定为蒙医教研室主任；

1964 年任蒙医临床教研室主任，讲授"蒙医内科学"课程，并着手编写《蒙医内科学》教材；

1969 年下半年起由苏荣扎布牵头组织蒙医专业教师开始编写适合当时基层医疗人员的蒙古文《医疗手册》；

1972 年任蒙医临床教研室主任，负责组织领导教学工作；

1972 年 9 月《医疗手册》出版发行；

1974 年开始撰写《蒙医内科学》并与锡林郭勒蒙医研究所著名老蒙医劳瑞老师共同修改定稿；

1976 年 8 月《蒙医内科学》出版发行；

1977 年 11 月获科研工作中获得优秀成绩奖；

1978 年任蒙医内科教研室主任；

1978 年获全区科学技术先进工作者；

1979 年 12 月当选内蒙古自治区第五届人民代表大会代表；

1980 年 10 月获内蒙古科技成果奖二等奖；

1981 年 12 月获学习使用蒙语文一等奖；

1982 年 12 月《心脏病》出版发行；

1983 年 4 月当选内蒙古自治区第六届人民代表大会代表；

1983 年 7 月获少数民族地区多年从事科技工作者奖；

1984 年调任内蒙古民族医学院党委委员、副院长，分管教学、科研工作；

1985 年国家教委组织成立了高等院校蒙医学统编教材编审委员会，苏荣扎布老师被聘任为该编审委员会总编，组织编写了全国高等院校蒙医药专业用第一版 25 部教材。其中《蒙医内科学》、《蒙医治疗原则与治疗方法》两部教材由苏荣扎布教授主编完成；

1985 年获自治区优秀教育工作者奖；

1986 年 11 月全国高等院校蒙医药专业用教材《蒙医治疗原则与治疗方法》出版发行；

1987 年 5 月参加编写的《中华医科百科全书·蒙医学分册》出版发行；

1987 年 9 月获教育、教学、研究以及培养人才方面成绩卓越特殊贡献奖；

1987 年 10 月获在《中华医学百科全书·蒙医学分卷》编写工作中取得突出成绩奖；

1988 年 1 月获全区科学技术工作中做出突出贡献的先进工作者奖；

1988 年 4 月当选内蒙古自治区第七届人民代表大会代表；

1988 年当选中华人民共和国第七届人民代表大会代表，赴北京于 4 月 8 日参加了大会；

1988 年初内蒙古民族医学院更名为内蒙古蒙医学院，苏荣扎布教授任院长，负责全面工作；

1988 年 9 月《蒙医内科学》获优秀蒙文教材一等奖；

1988 年 10 月由苏荣扎布教授牵头和于顺石等人筹集资金在蒙医学院院中心立了用大理石雕刻的杰出的蒙古族学家和医学家伊希巴拉珠尔塑像；

1988 年 12 月在蒙医学院设立了"伊希巴拉珠尔科学研究奖励基金"；

1989 年 7 月全国高等院校蒙医药专业用教材《蒙医内科学》出版发行；

1989 年 9 月获优秀教学成果奖一等奖；

1990 年 5 月《名老蒙医经验选编》出版发行；

1990 年 10 月获自治区民族教育先进工作者奖；

1990 年 10 月《蒙古医学经典丛书》出版发行；

1991 年 7 月获国家优先教学成果奖；

1991 年 7 月获为发展我国医药卫生工作中做出突出贡献奖；

1991 年开始享受政府特殊津贴；

1991 年 10 月获编写的高等教材成绩突出奖；

1991 年 10 月获首批全国继承中医药名老专家学术经验指导教师称号；

1992 年 9 月获全区蒙医药学术会议优秀论文奖；

1994 年 9 月 2 名首批学术经验继承生毕业；

1994 年 10 月获全国继承中医药专家学术经验指导工作中做出贡献奖；

1996 年 6 月苏荣扎布教授退休，回内蒙古医学院休养；

1996 年在家乡宏海山为纪念两位恩师为他们立了功德碑和植树造林达 35 余亩（1 亩 ≈ 666.7m^2）；

1997 年在呼和浩特市牧民招待所院内开办了"苏荣扎布蒙医诊所"；

1998 年在家乡锡林郭勒盟黄旗设立了"宏海苏荣扎布教育奖励基金";

1998 年 12 月获哲里木盟科学技术进步奖一等奖;

1999 年 7 月《蒙医临床学》出版发行;

2001 年 6 月获优秀共产党员奖;

2001 年 8 月获国际蒙医药学术会议学术论文"伊希巴拉珠尔金奖";

2002 年 4 月《蒙古学百科全书·医学》出版发行;

2004 年 4 月获全区老干部先进个人荣誉奖;

2004 年 10 月以个人名义向"伊希巴拉珠尔而科学研究奖励基金"捐献人民币 5000 元;

2006 年 12 月获中医药继承工作特别贡献者奖;

2007 年 7 月 15 日,在家乡锡林郭勒盟镶黄旗哈音哈日瓦寺西侧修建了"苏荣扎布敬德文化历史博物馆";

2007 年获内蒙古首届"十佳杰出人才"奖;

2008 年 10 月在内蒙古医学院设立了"宏海苏荣扎布蒙医药科研奖励基金",用以奖励在蒙医药领域做出突出贡献的优秀人才;

2008 年 3 月获内蒙古自治区"名蒙医"荣誉称号;

2009 年 6 月获"国医大师"荣誉称号;

2009 年获四批全国继承中医药名老专家学术经验指导教师称号;

2010 年 6 月获内蒙古自治区终身成就奖;

2010 年 6 月"宏海苏荣扎布蒙医药科研奖励基金"首次奖励蒙医药领域做出突出贡献的优秀人才 4 名;

2010 年 10 月国医大师苏荣扎布工作室在呼和浩特市内蒙古国际蒙医医院成立。

2011 年 12 月"21 世纪全国高等医药院校蒙医药(本科)专业教材"《蒙医内科学》出版发行;

2012 年 4 月爱人阿拉坦其其格去世;

2012 年 7 月 2 名第四批学术经验继承生毕业,一名获博士学位,一名获硕士学位;

2013 年 4 月被中国中医药管理局聘为中医药名老专家传承博士后合作导师;

2013 年 7 月 15 日在锡林郭勒盟镶黄旗"苏荣扎布敬德文化历史博物馆"举行建馆 6 周年庆典;

2014 年 8 月 20 日在呼和浩特市逝世,享年 85 岁。

参 考 文 献

敖拉哈，苏荣扎布 . 1982. 心脏病 . 呼和浩特：内蒙古人民出版社

白青云 . 1987. 中华医科百科全书·蒙医学分册 . 呼和浩特：内蒙古科学技术出版社

宝音仓 . 2012. 苏荣扎布学术思想和临床经验总结及治疗心绞痛的临床研究 . 北京中医药大学博士毕业论文

贡·巴达拉夫 . 2009. 国医大师苏荣扎布传 . 呼和浩特：内蒙古人民出版社

内蒙古蒙医学会 . 1983. 蒙医学术论文集 . 呼和浩特：内蒙古科学技术出版社

内蒙古医学院蒙医教研室等 . 1976. 蒙医内科学 . 呼和浩特：内蒙古人民出版社

内蒙古医学院中医系 . 1972. 医疗手册 . 呼和浩特：内蒙古人民出版社

苏荣扎布 . 1986. 六基证病变及其分辨 . 蒙医药杂志，（1）

苏荣扎布 . 1986. 蒙医治疗原则与治疗方法 . 北京：民族出版社

苏荣扎布 . 1990. 论蒙医学基本特点，内蒙古蒙医学院学报，（2）：1

苏荣扎布 . 1999. 蒙医临床学 . 呼和浩特：内蒙古人民出版社

苏荣扎布 . 2002. 蒙古学百科全书·医学 . 呼和浩特：内蒙古人民出版社

苏荣扎布 . 2011. 蒙医内科学 . 呼和浩特：内蒙古人民出版社

参考文献